国医四季养生福祉药膳

王中男　肖琴瑛　主编

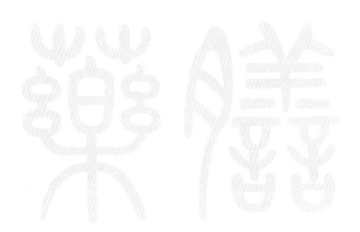

全国百佳图书出版单位
中国中医药出版社
·北京·

图书在版编目（CIP）数据

国医四季养生福祉药膳 / 王中男，肖琴瑛主编 .—北京：
中国中医药出版社，2023.8
ISBN 978-7-5132-8059-4

Ⅰ . ①国… Ⅱ . ①王… ②肖… Ⅲ . ①药膳 Ⅳ .
① R247.1

中国国家版本馆 CIP 数据核字（2023）第 039393 号

中国中医药出版社出版

北京经济技术开发区科创十三街 31 号院二区 8 号楼
邮政编码　100176
传真　010-64405721
河北省武强县画业有限责任公司印刷
各地新华书店经销

开本 710×1000　1/16　印张 12.5　字数 165 千字
2023 年 8 月第 1 版　2023 年 8 月第 1 次印刷
书号　ISBN 978-7-5132-8059-4

定价　68.00 元
网址　www.cptcm.com

服 务 热 线　010-64405510
购 书 热 线　010-89535836
维 权 打 假　010-64405753

微信服务号　zgzyycbs
微商城网址　https://kdt.im/LIdUGr
官 方 微 博　http://e.weibo.com/cptcm
天猫旗舰店网址　https://zgzyycbs.tmall.com

如有印装质量问题请与本社出版部联系（010-64405510）

《国医四季养生福祉药膳》
编委会

主　编　王中男　肖琴瑛

副主编　吴九如　欧喜燕　崔　妍

编　委　张丽莉　王若男　孟祥月　李博琪

　　　　杨忠义　赵婉辰　宋　健　孙　立

　　　　张昕烨　王长宁

前 言

　　欣逢盛世，民思福祉，欲启中华瑰宝以利民生，遂组建博硕团队从中医药膳养生入手，以四季养生主旨为理论支撑，以南北方养生菜肴为素材，以健康养生膳堂为落点，编写《国医四季养生福祉药膳》一书。

　　全书以养生与药膳理论引起人们对健康的关注；以科普的笔法给人们开启养生智慧之门，擦亮养生药膳之灯，探秘季节养生典藏；又以四季养生撷英套餐勾起人们对养生药膳的向往。全书注重知识性、趣味性和实际应用性，以春之华、夏之韵、秋之实、冬之藏四季为线索，每一季以菜、粥、汤、饮、茶点、果六类六十品，作为每一季的菜肴内容，共计二百四十品，并分列出相关菜肴果品的常用食材。为便于实际应用，设定了每一季节的套餐，并以诗词为引领，凸显了传统养生文化特色。

　　本书的理论编写与菜肴的制作实践紧密结合，特聘国内著名星级主厨把关，以加强该书的实践指导作用。成书的全程得到了悦如火山温泉度假区的大力支持和协助，为理论与实践的结合和在实际生活中的具体应用奠定了基础。

编　者

2023 年 1 月

目录

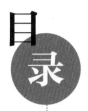

第一章

开启养生智慧之门

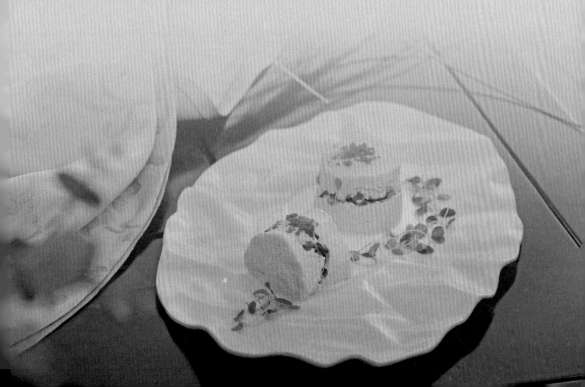

养生智慧之门，神秘而古老，就在那里静静地等待你的开启。

养生又称摄生，最早见于《庄子》内篇。养生是通过养精神、调饮食、练形体、慎房事、适寒温等各种方法实现的一种综合性的强身益寿活动，人们把这种养生的理论和方法叫作"养生之道"。《素问·上古天真论》所说"上古之人，其知道者，法于阴阳，和于术数，食饮有节，起居有常，不妄作劳，故能形与神俱，而尽终其天年，度百岁乃去"，就是养生之道。它为药膳养生奠定了深厚的理论基础，通过日常生活不可或缺的一日三餐，使人们拥有健康，远离疾病。

一、季节养生

中医学关于养生的理论和方法浩如烟海，我们攫取的精要是季节养生。正如《灵枢·本神》云："智者之养生也，必顺四时而适寒暑，和喜怒而安居处，节阴阳而调刚柔，如是则僻邪不至，长生久视。"这里的四时便是四季。在《素问·四气调神大论》中提道："夫四时阴阳者，万物之根本也。所以圣人春夏养阳，秋冬养阴，以从其根，故与万物沉浮于生长之门。逆其根，则伐其本，坏其真矣。故阴阳四时者，万物之终始也，死生之本也。逆之则灾害生，从之则苛疾不起，是谓得道。"为季节养生制订了法则。

1. 春季养生

春季是指从立春之日起，到立夏之日止。其间包括立春、雨水、惊蛰、春分、清明、谷雨六个节气。春为四时之首，万象更新之始。《素问·四气调神大论》云："春三月，此谓发陈，天地俱生，万物以荣。"意思是，当春归大地之时，冰雪已经消融，自然界阳气开始升发，万物复苏，世界上的万事万物都出现欣欣向荣的景象。人与自然环境相应，此时人体的阳气也顺应自然，向上、向外疏发。因此，春季养生必须掌握春令之气升发、条达、舒畅的特点，注意护卫体内的阳气，使之不断充沛，逐渐旺盛，凡有耗伤阳气及阻碍阳气的情况皆应避免。这个养生原则同样需贯穿到药膳养生的各个方面。

春季为四季之首，肝为五脏春季当令，故春季养生要特别注意肝脏的调护。中医学认为，肝在五行中属木，与自然界春气相应。春三月肝气生发，肝阳易升，肝木太过则克伤脾土，所以忌食油腻、辛辣、爆炒之物，饮食宜减酸益肝。不宜进食羊肉、狗肉、辣椒、花椒、胡椒等大辛大热之品。宜食鱼类、瘦肉、大枣、山药等营养物质，以及菠菜、藕、芹菜、时令水果等补充维生素。

2. 夏季养生

夏季指农历四月至六月，即从立夏之日起，到立秋之日止。其间包括立夏、小满、芒种、夏至、小暑、大暑六个节气。正如《素问·四气调神大论》说："夏三月，此谓蕃秀，天地气交，万物华实。"意思是夏季的3个月，是万物茂盛秀丽的季节。天地之气不断上下交换，一切植物都已开花结实。在一年四季中，夏季是阳气最盛的季节，气候炎热而生机旺盛。对于人来说，此时是新陈代谢旺盛的时期，人体阳气外发，伏阴在内，气血运行亦相应地旺盛起来，并且活跃于机体表面。为适应炎热的气候，皮肤毛孔开泄，而使汗液排出，通过出汗，以调节体温，适应暑热的气候。

《理虚元鉴》指出："夏防暑热，又防因暑取凉，长夏防湿。"指明了夏季养生的基本原则，即盛夏防暑邪，长夏防湿邪，又要注意保护人体阳气，防止因避暑而过分贪凉，从而伤害了体内的阳气。《黄帝内经》指出"春夏养阳"，也是说即使是在炎热的夏天，仍然要注意保护体内的阳气。心为五脏夏季当令，《养生论》记载，夏季炎热，"更宜调息静心，常如冰雪在心，炎热亦于吾心少减，不可以热为热，更生热矣"。这里指出了"心静自然凉"的夏季养生法，很有参考价值。

夏季心火当令，心火过旺则克肺金，加之夏季气候暑热，汗出较多，津液相对匮乏。在饮食上忌食或少食羊肉、肉桂、龙眼肉、人参、辣椒等辛热之品，以及忌食过多冰糕、凉粉、凉粥、生冷元宵等。宜食绿豆汤、木耳、白扁豆、薏苡仁、玉竹、沙参、豆腐、黄瓜等。

3. 秋季养生

秋季是从立秋之日起，到立冬之日止，其间经过处暑、白露、秋分、寒露、霜降六个节气，并以中秋（农历八月十五日）作为气候转化的分界。《素问·四气调神大论》云："秋三月，此谓容平，天气以急，地气以明，早卧早起，与鸡俱兴，使志安宁，以缓秋刑，收敛神气，使秋气平，无外其志，使肺气清，此秋气之应，养收之道也。逆之则伤肺，冬为飧泄，奉藏者少。"意思是说秋季的 3 个月，是万物成熟收获的季节。此时天高气爽，秋风劲急，地气清肃。这时人们应早睡早起，一般起居时间与鸡的活动时间相仿，使精神安定宁静，来缓和秋季肃杀之气对人体的影响，使神气收敛，以适应秋季容平的特征，不使外来因素扰乱意志，保持肺气的清肃功能。这就是与秋季相适应的保养收敛之气的道理。违背了这个道理，就会伤及肺气，到冬季会发生腹泻、完谷不化一类的疾病，以致适应冬季"闭藏"的力量就少了。

中医学认为，燥为秋季的主气，称为秋燥。其气清肃，其性干燥。每值久晴未雨、气候干燥之际，常易发生燥邪为患。肺为五脏秋季当令，由于肺主呼吸，肺合皮毛，肺与大肠相表里，故当空气中湿度下降时，肺、大肠与皮毛首当其冲。燥邪伤人，易伤人体津液，所谓"燥胜则干"，津液既耗，必现一派"燥象"，常见口干、唇干、鼻干、咽干、舌干少津、大便干结、皮肤干燥，甚至皲裂等症。肺为娇脏，性喜润而恶燥，燥邪犯肺，最易伤其阴液。肺失津润，功能必然受到影响，因而宣降失常，轻则干咳少痰，痰黏难咳，重则肺络受伤而出血，见痰中带血。肺中津亏后，因无液以下济于大肠，因而使大便干结难解。

预防秋燥除适当多服一些维生素外，还应服用宣肺化痰、滋阴益气的中药，如人参、沙参、西洋参、百合、杏仁、川贝母等，对缓解秋燥多有良效。在饮食上可选取银耳、南瓜、西葫芦、菠菜、莲藕等滋润食物。忌食辣椒、生葱、生蒜、狗肉等。

4. 冬季养生

冬季是从立冬之日开始，经过小雪、大雪、冬至、小寒、大寒，直到立春的前一天为止。冬三月草木凋零，冰冻虫伏，是自然界万物闭藏的季节，人体的阳气也要潜藏于内。《素问·四气调神大论》云："冬三月，此谓闭藏，水冰地坼，无扰乎阳，早卧晚起，必待日光，使志若伏若匿，若有私意，若已有得，去寒就温，无泄皮肤，使气亟夺，此冬气之应，养藏之道也。逆之则伤肾，春为痿厥，奉生者少。"就是说，冬季的3个月是万物闭藏的季节，呈现水冰地裂的寒冷景象。这时人们要适应冬季的特点，应早睡晚起，待到日光照耀时起床才好，不要轻易地扰动阳气，使精神内守伏藏而不外露，好像有个人隐秘，严守而不外泄，又像得到了渴望所得到的东西，把它秘藏起来一样。要躲避寒冷，求取温暖，不要使皮肤开泄而令阳气不断地损失。这就是与冬气相适应的保养藏气的道理，若违背了这个道理，就会损伤肾气，到来年春季就要得痿厥一类的疾病，以致供给春天生发之气的力量就少了。

冬季养生的基本原则是要顺应体内阳气的潜藏，以敛阴护阳为根本，由于阳气的闭藏，人体新陈代谢水平相应较低，因而要依靠生命的原动力"肾"来发挥作用，以保证生命活动适应自然界变化。中医学认为，肾为五脏冬季当令，人体能量和热量的总来源在于肾，就是人们常说的"火力"。"火力"旺，反映肾脏功能强，生命力也强；反之，生命力弱。冬季时节，肾脏功能正常，则可调节机体适应严冬的变化，否则，将会使新陈代谢失调而发病。同时，冬季是进补强身的最佳时机。进补的方法有两类：一是食补，二是药补，两者相较，"药补不如食补"。但不论食补还是药补，均需根据体质、年龄、性别等具体情况分别对待，有针对性，方能取效。宜食乌鸡、羊肉、牛肉、狗肉、黑木耳、山药、红薯等。忌食西瓜、苦瓜、黄瓜及生冷海鲜等。

二、地域养生

我国幅员辽阔、南北纬度跨越较大。大部分位于中纬度地区，属北温带，一小部分在热带，没有寒带，气候差异大，因而在饮食、生活方式上形成了较大差别。中医学认为地理环境对人的寿命有直接影响，《素问·五常政大论》指出："一州之气，生化寿夭不同，其故何也？岐伯曰：高下之理，地势使然也。崇高则阴气治之，污下则阳气治之。阳胜者先天，阴胜者后天，此地理之常，生化之道也……高者其气寿，下者其气夭，地之小大异也，小者小异，大者大异。"意思是说，一般居住在空气清新、气候寒冷的高山地区的人多长寿，居住在空气污浊、气候炎热的低洼地区的人多短寿。这表明了居住地方的水土、气候环境对健康长寿是非常重要的，地理环境直接或间接地影响着人类的健康。因此，因地制宜、因时制宜，依据地理环境采取积极措施，避其弊，取其利，是保证健康长寿的重要因素。

地域不同养生方法也不同。东方属木，《素问·异法方宜论》曰："故东方之域，天地之所始生也。鱼盐之地，海滨傍水，其民食鱼而嗜咸，皆安其处，美其食。鱼者使人热中，盐者胜血，故其民皆黑色疏理。其病皆为痈疡，其治宜砭石。"就是说东方气候温和，是出产鱼和盐的地方。由于地处海滨而接近于水，所以该地方的人们多吃鱼类而喜欢咸味，他们安居在这个地方，以鱼盐为美食。但由于多吃鱼类，鱼性属火会使人热积于中，过多地吃盐，因为咸能走血，又会耗伤血液，所以该地的人们，大都皮肤色黑，肌理疏松，多发痈疡之类的疾病。对其治疗，大都宜用砭石刺法。

"西方者，金玉之域，沙石之处，天地之所收引也。其民陵居而多风，水土刚强，其民不衣而褐荐，其民华食而脂肥，故邪不能伤其形体，其病生于内，其治宜毒药。"意思是说，西方地区多山旷野，盛产金玉，遍地沙石，这里的自然环境像秋令之气，有一种收敛引急的现象。该地的人们，依山陵而住，其地多风，水土的性质又属刚强，他们的生活不考究衣服，穿毛巾，睡草席，但饮食都是鲜美酥酪、骨肉之类，因此体肥，外邪不容易侵犯他们的形体，他们发病大都属于内伤类疾病。对其治疗，宜用药物。

"北方者，天地所闭藏之域也。其地高陵居，风寒冰冽，其民乐野处而乳食，脏寒生满病，其治宜灸焫。"意思是说北方地区，自然气候如同冬天的闭藏气象，地形较高。人们依山陵而居住，经常处在风寒冰冽的环境中。该地的人们，喜好游牧生活，四野临时住宿，吃的是牛羊乳汁，因此内脏受寒，易生胀满的疾病。对其治疗，宜用艾火灸灼。

"南方者，天地所长养，阳之所盛处也。其地下，水土弱，雾露之所聚也。其民嗜酸而食胕，故其民皆致理而赤色，其病挛痹，其治宜微针。"意思是说南方地区像自然界万物长养的气候，阳气最盛的地方，地势低下，水土薄弱，因此雾露经常聚集。该地的人们喜欢吃酸类和腐熟的食品，其皮肤腠理致密而带红色，易发生筋脉拘急、麻木不仁等疾病。对其治疗，宜用微针针刺。

"中央者，其地平以湿，天地所以生万物也众。其民食杂而不劳，故其病多痿厥寒热。其治宜导引按蹻。"意思是说中央之地，地形平坦而多潮湿，物产丰富，所以人们的食物种类很多，生活比较安逸。这里发生的疾病，多是痿弱、厥逆、寒热等病。对这些病的治疗，宜用导引按摩的方法。

由于东、西、南、北、中五方地域不同，因而气候物产各异，导致饮食嗜好不同、人们所患的疾病也各不相同。这一理论为从药膳入手，结合地域与物产的不同，有针对性地改善人们的饮食嗜好，从而使人体气机升降有序、阴阳气血平衡，进入到度百岁乃去的境界奠定了基础。

第二章

擦亮养生药膳之灯

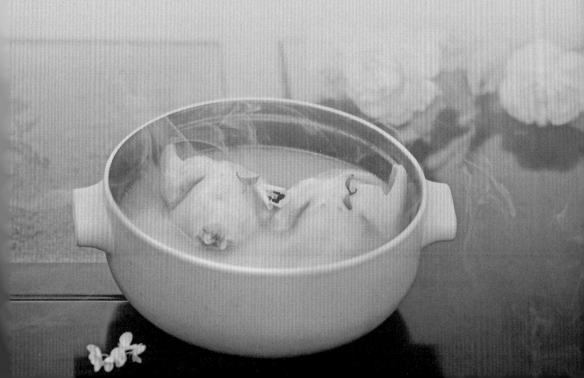

一、药膳溯源

药膳是中华民族历经数千年不断探索、屡试屡验的健康养生瑰宝，是中华民族宝贵文化遗产中的一颗璀璨明珠。其发展形成主要经历了以下几个阶段。

（一）蒙昧时期（夏以前）

古语讲"民以食为天"，就是填饱肚子才可维持正常的生命活动。原始部落最重要的一件事就是觅食，当时的食物完全来源于大自然的赏赐。大自然物种繁多，可食用的食物便需要不断尝试，避免误食不合适的食物而引起不良后果。《韩非子·五蠹》说过："上古之世……民食果瓜蚌蛤，腥臊恶臭，而伤害腹胃，民多疾病。"《淮南子·修务训》也说："古者，民茹草饮水，采树木之实，食蠃蚌之肉，时多疾病毒伤之害。"说明了远古时期的人类，在寻找可食用的食物上要遭受很多波折与灾难。

火的出现使得原始人类发现了经过火烤过的食物更加美味、健康。由于"火上燔肉，石上燔谷"，使人获得更丰富的营养，使食品更符合卫生要求，提高了人体素质，增强了抗病能力，对于人类健康具有积极的保健意义。这种不自觉地攫取熟食在人类进化过程中已经凸显出积极的意义。尽管是生活中不自觉的行为，还没有食疗药膳的概念，是药膳的蒙昧时期，但却迈出了艰难而漫长的一步，是人类药膳发展史上最重要的一步。

经过人们长期的生活实践，逐渐认识到哪些食物有益，可以进食，哪些食物有害而不可食用。《淮南子·修务训》说："神农乃始教民播种五谷，相土地宜燥湿、肥硗、高下，尝百草之滋味，水泉之甘苦，令民知所避就，当此之时，一日而遇七十毒。"说明了人类在寻找食物的漫长历史过程中，逐渐明确了有益的食物和有毒的食物。食物对疾病的缓解、治愈作用和强身健体作用，并进一步演化为食物对人类的益寿延年的作用；也就是说，人类在发现食物的同时就伴随着药膳的出现。这就是中医学中"药食同源"理论的起源。

（二）萌芽时期（夏至春秋）

据文献记载，我国药膳食疗保健起源可以追溯到夏禹时代。从甲骨文记载看，当时有禾、麦、黍、稷、稻等多种粮食作物，已能大量酿酒。在商汤之前新石器时代的龙山文化遗址中，已发现有陶制的酒器。相传仪狄曾做酒献给夏禹品尝以健体。《诗经·风·七月》所谓"为此春酒，以介寿眉"，是说酒有延缓衰老、益寿强身的作用。至商代，伊尹制汤液，著《汤液经》，以烹调之法疗疾。《吕氏春秋·本味篇》载有："阳朴之姜，招摇之桂。"姜和桂都是辛温之品，有抵御风寒的作用，又是烹调中常用的调味品。以此烹调成汤液，既是食品，又是汤药，说明商代已有食疗药膳的雏形了。

周代，在朝廷中已经建立与饮食有关的制度与官职。《周礼·天官》记载食医居于疾医、疡医、兽医之首。食医的职责是"掌和王之六食、六欲、六膳、百馐、百酱、八珍之齐"。由此可见，当时不仅已经有了专司饮食配膳的营养师，也明确了饮食与健康的密切关系。

春秋末期《论语·乡党》有"食不厌精，脍不厌细……鱼馁而肉败不食，色恶不食"等说法，都是从保健的目的出发。通过重视饮食，以防止疾病的发生，保健食疗是目的明确而自觉的心理和行为。这说明食疗药膳已经进入萌芽阶段。

（三）奠基时期（战国至汉）

经过长期生活经验的积累，食疗药膳的知识逐渐向理论阶段过渡。到了战国时期，终于形成了有关食疗的系统理论，标志着食疗的飞跃发展。这在《黄帝内经》中得到了具体体现，书中提出了系统的食疗学理论，至今仍被应用。《黄帝内经》指出食物也有四性、五味。四性即寒、热、温、凉；五味是酸、苦、甘、辛、咸。根据不同性质的疾病，选用不同性质的食物，有针对性地进行调养治疗。在五行学说的积极引导下，先民发现食物与药物一样，对人体内脏各有所偏。《素问·至真要大论》说："夫五味入胃，各归所喜，故酸先入肝，苦先入心，甘先入脾，辛先入肺，咸先入肾。"

在这一阶段，根据上述的食疗理论，人们把食物的宜忌进行分类。如《素问·脏气法时论》所说："肝色青，宜食甘，粳米、牛肉、枣、葵皆甘。心色赤，宜食酸，小枣、犬肉、李、韭皆酸。肺色白，宜食苦，麦、羊肉、杏、薤皆苦。脾色黄，宜食咸，大豆、豕肉、栗、藿皆咸。肾色黑，宜食辛，黄黍、鸡肉、桃、葱皆辛。"这是五脏患病时所宜进食的谷肉果蔬。1973年湖南长沙马王堆三号汉墓出土的古医学帛书，相传是战国前的医学著作，书中谈到了饮料保健的方法，特别强调了酒和韭的延年益寿和滋补强身的作用，其中云"酒者，五谷之精气也，其入中散流，其入理也，彻而周"，韭"春三月食之，疴疾不昌"。

成书于汉代的《神农本草经》是我国最早的一部药物学专著，共收载药物365种，其中载药用食物50种左右，如酸枣、橘柚、葡萄、大枣、海蛤、干姜、赤小豆、粟米、龙眼、蟹、杏仁、桃仁等，包括米谷、菜蔬、虫鱼、禽、肉等"食药物"，并记载了这些药物有"轻身延年"的功效。这说明当时对于一些食物的药用价值已经给予重视和肯定。至于明确的药膳一说，大抵在东汉时期已有记载，如《后汉书·列女传》中有"母亲调药膳……思情笃密"家庭药膳的记载，可谓药膳一词之肇端，下之以往，多有沿用。

东汉著名医学家张仲景《伤寒杂病论》中不乏食疗药膳的有关内容，《金匮要略》列举了治少阴咽痛的猪肤汤和治产后腹痛的当归生姜羊肉汤，以及桂枝汤、百合鸡子黄汤等。这些食疗方至今还被临床所常用。张仲景说"所食之味，有与病相宜，有与身为害，若得宜则益体，害则成疾"，对食物疗法在治疗过程中的重要作用，已经说得相当明确了。

这一时期有关食疗药膳的专著相继面世，据《汉书·艺文志》、梁代《七录》记载，有《神农黄帝食禁》《黄帝杂饮食忌》《食方》《食经》《太官食经》《太官食法》。由此可见，这一时期的食疗与药膳已得到相当重视，可惜这些专著都已佚失。汉代以前的食疗是理论奠基期，对于食疗药膳学的发展具有重要影响与指导作用。

（四）形成时期（晋至唐）

魏晋以来，食疗时常出现在医药著作中。东晋著名医家葛洪著有《肘后备急方》，载有很多食疗方剂，如生梨汁治嗽，蜜水送炙鳖甲散催乳，小豆与白鸡炖汁、青雄鸭煮汁治疗水肿病，小豆汁治疗腹水，用豆豉与酒治疗脚气病等。他还进一步指出"欲预防不必待时，便与酒煮豉服之"，把食疗应用到疾病的预防方面。

南北朝时期，陶弘景著有《本草经集注》，是我国药物学发展史上的第二个里程碑，其中记载了大量的药用食物，诸如蟹、鱼、猪、麦、枣、豆、海藻、昆布、苦瓜、葱、姜等日常食物及较罕用的食物达百多种，并较深入地提出食物的禁忌和食品卫生。

唐代药王孙思邈所著的《备急千金要方》标志着食疗学已经形成一门独立的学科。书中除集中叙述五脏喜恶宜忌、食物气味归经以外，还着重论述食疗在医药中的地位，指出其重要性。他提出："不知食宜者，不足以存生也……是故食能排邪而安脏腑，悦神爽志，以资血气。若能用食平疴，释情遣疾者，可谓良工。"提出把能否正确应用食疗药膳治病，作为衡量医者技术水平的重要标准之一。并强调："夫为医者，当须先洞晓病源，知其所犯，以食治之。食疗不愈，然后命药。"他把食疗药膳作为治病疗疾的首选对策，至此，把食疗学提到相当高的地位。

唐代孟诜的《食疗本草》，是我国现存最早的一部以食疗命名的药物学专著。该书早佚，但其内容被后代有关著作引用。书中药用食物227

种（包括动物、植物和矿物），对于药的性味、产地、鉴别、调制都做了叙述。每种药之下，列有该食物组成的方剂及其治疗适应病证。书中还注意到食疗药膳药物具有地区性的差别。唐代医籍《外台秘要》详细记载了食物禁忌。隋唐时期，食疗药膳已成为一门成熟的学科，为食疗药膳的全面发展打下了坚实的基础。

（五）全面发展时期（宋至清）

北宋时期对医学的发展颇为重视，采取了一些积极的措施。北宋官修的几部大型方书中，食疗学作为一门独立专科，得到了足够的重视，如《太平圣惠方》及《圣济总录》两部书中，都专设"食治门"，即食疗学的专篇，载方 160 首，用来治疗大约 28 种疾病，包括中风、骨蒸痨、三消、霍乱、耳聋、五淋、脾胃虚弱、痢疾等。药膳剂型也丰富多彩，其中以粥品最多，如豉粥、杏仁粥、黑豆粥、鲤鱼粥、薏苡仁粥等，成为食治门中的主流；此外还有羹、饼、茶、酒、面、饮、散等剂型，且制作方法详尽，食用途径广泛。

元代的饮膳太医忽思慧著的《饮膳正要》，是我国最早的一部营养学专著。它超越了药膳食疗的旧概念，从营养的观点出发，强调正常人加强饮食卫生，营养调摄以预防疾病。《饮膳正要》是中医食疗药膳学发展史上的一个里程碑，不仅标志着中国食疗药膳的成熟和发展水平，同时还标定了两个突出的特点，一是北方地区的饮食习惯；二是民族的饮食特色。

此外，还有吴瑞的《日用本草》、娄居中的《食治通说》、郑樵的《食鉴》、贾铭的《饮食须知》等，都从不同侧面把食疗与药膳在健康养生中的重要作用推到了相当的高度。

明清时期是中医食疗药膳进入更加全面发展的阶段，几乎所有的本草著作都注意到中药与食疗学的密切关系，如明代伟大的医药学家李时珍的《本草纲目》。书中除数以百计的可供药用食物外，还有相当多的食疗药膳方。明代还有一些特殊的本草著作，如朱橚的《救荒本草》，书中所载虽大多为非日常的蔬菜水果，却为荒年救饥提供了拯灾之品。

明清时期食疗药膳著作达 30 种以上，其中有的是重点论述本草的，如沈李龙《食物本草会纂》、卢和《食物本草》、宁原《食鉴本草》等；还有从饮食调理、药膳制作的观点出发撰成的食谱营养学专著，其中较为著名的有宋公玉《饮食书》、袁牧《随园食单》、王孟英《随息居饮食谱》等，至今在临证和生活中仍具有较大的实用价值，是中医药膳养生保健的珍品。

这一阶段的食疗学还有一个突出特点，就是提倡素食的思想得到了进一步发展和重视。《黄帝内经》中载有："膏粱之变，足生大疔。"人们早已注意到偏嗜偏食，尤其是高脂的危害，过食油腻已经引起医家们的注意和关注，因而明清时期强调素食的著作相应增多。如卢和的《食物本草》指出："五谷乃天生养人之物。""诸菜皆地产阴物，所以养阴，固宜食之……蔬有疏通之义焉，食之，则肠胃宜畅，无壅滞之患。"这些思想不仅使食疗学、营养学思想得到深化，也大大推进了养生学的发展。

中国食疗药膳学内容丰富，源远流长。中华人民共和国成立以来，很多有关药膳的专著出版问世，种类已达 50 余种。国家食品药品监督管理部门分几个批次对药食同源的药物进行了规范管理，强调了药食同源药物的重要作用。为弘扬中国药膳饮食文化，推广药食同源药物，通过饮食改善人民体质，促进健康长寿，许多工作者做出了大量工作，为养生药膳医疗保健事业的快速发展、更好地为中国人民和世界人民的健康服务作出了积极贡献。

二、药膳探路

纵观古典医籍的综合记载，结合现代药膳学中加工、烹调技术引入药膳后出现的繁荣景象，参考人们的生活经验与习惯，将药膳按照形态、制法、功用、滋补形式 4 个方面进行分类，以便于应用和选择。

（一）按形态分类

1. 流体类

（1）**汁类**：是由新鲜并含有丰富汁液的植物果实、茎、叶和块根，经捣烂、压榨后所得到的汁液。制作时常用鲜品。如热病烦渴者可选西瓜汁、雪梨汁；噎膈饮食难属气阴两虚证者可选五汁饮；血热出血者可选鲜荷叶汁、鲜藕汁等。

（2）**饮类**：将作为药膳原料的药物或食物经浸泡、压榨、煎煮或提取分离等步骤制作成粗末状，以沸水冲泡或温浸即可。制作特点是不用煎煮，省时方便，有时可加入茶叶一起冲泡而制成茶饮。如急性肠胃病可选《圣济总录》记载之姜茶饮；内寒感冒可选姜糖饮等。

（3）**汤类**：将要做药膳的药物或食物经过一定的炮制加工，放入锅内，加清水用文火煎煮，取汁而成。这是药膳应用中最广泛的一种剂型。食用汤液多是一煎而成，所煮的食料亦可食用。如《备急千金要方》所载葱枣汤，适用于神经衰弱、病后体虚；地黄田鸡汤适用于肾虚腰部疼痛、骨软；双荷汤适用于消化道出血等。

（4）**酒类**：将药物加入一定量的白酒，经过一定时间的浸泡而成。如风湿病常选虎骨酒；补肾助阳常选鹿茸酒；其他如枸杞酒、木瓜酒等。

（5）**羹类**：是以肉、蛋、奶或海产品等原料为主体，加入药材后经煎煮浓缩而制成的较为稠厚的汤液。其中，所选用的药材一般都具有味美芳香、甘淡平和的特点。如治疗产后乳少的猪蹄通乳羹；具有补肾益气、散寒止痛作用的羊肉羹；具有壮元阳、强筋骨作用的什锦鹿茸羹等。

2. 半流体类

（1）**膏类**：亦称膏滋，是将药材和食物加水一同煎煮，去渣，浓缩后加糖或炼蜜制成的半流体状的稠膏。膏类具有滋补、润燥之功，适用于久病体虚、病后调养、养生保健者长期调制服用。如《万氏积善堂集验方》治疗须发早白或脱发的乌发蜜膏；具有补髓添精作用的羊肉膏等。

（2）**粥类**：是以大米、小米、秫米、大麦、小麦等富含淀粉的各类谷物为原料，加入一些具有保健和医疗作用的食物或药物，再加入水一同煮熬成半液体的食品。中医历来就有"糜粥自养"之说，故粥类尤其适用于年老体弱、病后、产后等脾胃虚弱之人。如《圣济总录》所记载的具有补肾阳作用的枸杞羊肾粥；具有清肝热、降血压作用的芹菜粥；具有健脾、开胃、止泻作用的鲜藕粥等。

（3）**糊类**：由富含淀粉的食料细粉，或配以可药食两用的药材，经炒、炙、蒸、煮等处理水解加工后制成的干燥品。其内含糊精和糖类成分较多，开水冲调成糊状即可食用。如黑芝麻糊可补肾乌发；杏仁粉可润肺止咳；藕粉、菱角粉可乌发、润肤等。

3. 固体类

（1）**菜肴类**：此类药膳是以蔬菜、肉、蛋、鱼、虾等为原料，配一定比例的药物制成的菜肴。这类药膳根据不同的烹饪方法可以制成冷菜、蒸菜、炖菜、炒菜、炸菜、卤菜等。

（2）**饭食类**：是以稻米、糯米、小麦面粉等为基本原料，加入一定量的具有补益作用且性味平和的药物，经过技艺加工而制成的米饭和面食类食品。饭食类分为米饭、糕、卷、饼等种类。如具有益脾胃、涩精气作用的山药茯苓包子；具有健脾利湿作用的芸豆卷；具有益气养血作用的参枣米饭；以及茯苓饼、八珍糕等。

（3）**糖果类**：以糖为原料，加入药粉或药汁，兑水熬制成固态或半固态的食品。如《随息居饮食谱》所记载的柿霜糖可清热、润肺、化痰；姜汁糖可健脾和胃、祛痰止咳等。

（4）**粉散类**：是将作为药膳的中药细粉加入米粉或面粉之中，用温水冲开即可食用。如糯米粉具有补中益气的作用；砂仁藕粉具有醒脾和胃、理气止呕的作用等。

（5）**糕点类**：是以谷类、豆类、糖、蛋等食材中的一种或几种为主要原料，经调制、成型、熟制等工序制成，如豆沙糕、桂花糕等。

（6）**罐头类**：此类药膳是将药膳原料按制造罐头的工艺进行加工生产，具有封闭性完好、真空无菌等特点。

（7）**蜜饯类**：此类药膳是以植物的干、鲜果实或果皮为原料，经药液煎煮后，再加适量的蜂蜜或白糖而制成。蜜饯类历史悠久，具有保存期较长、口味香甜等特点，如糖姜片、山楂丹等。

（二）按制法分类

（1）**炖类**：此类药膳是将药物和食物同时下锅，加适量水置于武火上，烧沸去浮沫，再置文火上炖烂而制成。此类特点是营养成分保留较完整，且质地软烂，香味醇厚。

（2）**焖类**：此类药膳是将药物和食物同时放入锅内，经油炝锅后，加适量的调味品和汤汁，盖紧锅盖，用文火焖熟。特点是汁浓、味厚。

（3）**煨类**：此类药膳是将药物与食物置于文火上或余热的柴草灰内，进行煨制而成。此种方法制作时间较长，制作期间时刻注意保持一定的合适温度。

（4）**蒸类**：此类药膳是将药膳原料和调料拌好，装入碗中，置蒸笼内，用蒸汽加热烹制。特点是有利于保持菜肴的完整性及色泽美观，且因水分充足而质地细嫩、口感软滑。

（5）**煮类**：此类药膳是将药物与食物放在锅内，加入多量的水和调料，置武火上烧沸，再用文火煮熟。此类适用于体积较小、质地较松软的原料。特点为味清。

（6）**熬类**：此类药膳是将药物与食物倒入锅内，加入水和调料，置武火上烧沸，再用文火烧至汁稠。此类常适用于烹制胶质含量多的原料。特点是操作相对较简单，且汤汁稠厚且味浓。

（7）**炒类**：此类药膳是先用武火将油锅烧熟，再下油，然后下药膳原料炒熟。此种方法制作时注意动作要敏捷，以保证膳食的味美色鲜。

（8）**熘类**：这是一种与炒相似的药膳，主要区别是需放淀粉勾芡。

（9）**卤类**：此类药膳是将药膳原料加工后，放入卤汁中，用文火逐步加热烹制，使其渗透卤汁而制成。

（10）**烧类**：此类药膳是将食物经煸、煎等方法处理后，再调味、调色，然后加入药物、汤汁，用武火烧滚、文火焖至卤汁稠浓而制成。特点为汤汁浓稠，且能保留鲜味。

（11）**炸类**：此类药膳是将药膳原料放入油锅中以武火炸熟。此种制作方法油的用量较多，应注意火候的掌握，防止烧焦。特点是酥脆。

（三）按功用分类

1. 养生保健延寿类

（1）**补益气血药膳**：适用于平素体质素虚或病后气血亏虚之人，如十全大补汤、红枣姜茶、红枣银耳莲子羹、八珍糕等。

（2）**调补阴阳药膳**：适用于机体阴阳失衡之人，如具有补阴作用的桑椹膏、凉拌花香藕，有补阳作用的冬虫夏草鸭等。

（3）**调理五脏药膳**：适用于心、肝、脾、肺、肾五脏虚弱、功能低下之人，用酸、苦、甘、辛、咸来补养肝、心、脾、肺、肾五脏，如健脾和胃山药粥、补肾膏等。

（4）**益智药膳**：适用于老年智力低下，以及各种原因导致的记忆力减退之人，如酸枣仁粥、柏子仁炖猪心、黑芝麻糊等。

（5）**明目药膳**：适用于用眼过度、经常性视觉疲劳或视力低下、视物昏花之人，如黄连羊肝丸、决明子鸡肝汤等。

（6）**聪耳药膳**：适用于老年耳聋、耳鸣，以及各种原因导致的听力减退之人，如磁石粥、清肝聪耳李实脯等。

（7）**延年益寿药膳**：适用于老年平素调养，以及强身健体、养生防病之人，如清宫寿桃丸、茯苓夹饼、味噌汤等。

2. 美容美发类

（1）**增白祛斑药膳**：适用于皮肤上有黑点、黑斑、色素沉着之人，以美容增白，促进暗沉色素的消退，如白芷茯苓粥等。

（2）**润肤美颜药膳**：适用于年衰龄老者的皮肤老化、松弛，面色无华等症，具有美容抗衰的功效，如沙苑甲鱼汤、笋烧海参等。

（3）**减肥瘦身药膳**：适用于各种原因引起肥胖者，不同程度地促进体内的脂肪代谢而达到减重的作用，如荷叶减肥茶、参芪鸡丝冬瓜汤、绿茶、柠檬泡茶等。

（4）**乌发生发药膳**：适用于脱发、白发以及头发稀少之人，以益肾乌发，如黑芝麻山药米糕、《万氏积善堂集验方》中的乌发蜜膏等。

（5）**固齿药膳**：适用于老年体虚、牙齿松动、掉牙之人，具有滋补肾阳以固齿的作用，如滋肾固齿八宝鸭、金髓煎等。

3. 祛邪疗疾类

（1）**解表药膳**：具有发汗、解肌透邪的功效，适用于感冒及外感病的初期，如葱豉汤、香薷饮等。

（2）**清热药膳**：具有清热解毒、生津止渴的功效，适用于机体热毒内蕴或余热未清之证，如白虎汤、清暑益气汤等。

（3）**祛寒药膳**：具有温阳散寒的功效，适用于机体外寒入侵或虚寒内生的病证，如当归生姜羊肉汤、五加皮酒等。

（4）**消导药膳**：具有健脾开胃、消食化积的功效，适用于消化不良、食积内停、腹胀等，如山楂糕、五香槟榔等。

（5）**通便药膳**：具有润肠通便的功效，适用于大便干燥之症，如麻仁润肠丸、蜂蜜香油汤等。

（6）**利水药膳**：具有利水祛湿、通利小便的功效，适用于尿少浮肿、小便不利等症，如赤小豆鲤鱼汤、茯苓包子等。

（7）**活血药膳**：具有活血化瘀、消肿止痛之功，适用于瘀血内停、跌打损伤等，如益母草膏、当归鸡等。

（8）**理气药膳**：具有行气、理气、止痛功效，适用于肝气郁结、胀痛不舒及气滞血瘀等证，如陈皮饮、佛手酒等。

（9）**祛痰药膳**：具有祛痰止咳之功，适用于咳嗽痰多、喉中痰鸣等症，如梨膏糖、瓜蒌饼等。

（10）**止咳药膳**：具有宣肺止咳之功，适用于咳嗽等症，如川贝蒸白梨、糖橘饼等。

（11）**平喘药膳**：具有止咳平喘之功，适用于哮喘等症，如丝瓜花蜜饮、柿霜糖等。

（12）**息风药膳**：具有平肝、息风、定惊之功，适用于肝经风热或虚风内动之证，如菊花茶、天麻鱼头等。

（13）**安神药膳**：具有养血补心、镇静安神的功效，适用于失眠多梦、心悸怔忡等症，如柏仁粥、酸枣仁汤等。

（14）**排毒药膳**：具有调节机体状况、改善机体功能、排出体内毒素的作用，适用机体不适，以及痤疮等平素火毒易盛之证，如黄芪苏麻粥、鲜笋拌芹菜等。

4.疾病康复类

此类药膳是针对用膳者的生理、病理特点而起治疗恢复作用，帮助机体恢复阴阳调和状态的膳食。所选药材食材均药性平和，主要通过提高机体免疫功能和各部分协调功能，能祛邪外出，恢复正气，使气血调和，阴阳互补。常用的药膳有燕窝汤、乌鸡白凤汤、十全大补汤等。

（四）按滋补形式分类

（1）**平补**：是指用性质甘平和缓的补益食材及药材来治疗病势发展较慢或久病体虚者，为一种缓补方法。如平补正心丸治疗心血虚少所致的心神不宁之证。

（2）**清补**：专指针对夏季的补养方法，选用具有不同程度的祛暑生津功用的食材及药材作为原料，以发挥清暑益气等功能，进而补充人体的消耗。

（3）**温补**：是指用性质温补、甘热的补益食材及药材来治疗虚寒证的方法。中医临床中常针对脾肾二脏，是由于脾肾阳气在生理上的相互滋生和病理上的影响。

（4）峻补：是指用具有强力补益作用的食材及药材治疗气血大虚或阴阳暴脱的方法。极度虚弱和危重证候时须应用大剂峻猛补药以挽救垂危生命，故此命名。

三、药膳寻法

药膳具有治病防病、保健养生、益寿延年等多方面的作用，在应用时应遵循一定的原则。药物是祛病救疾的，见效快，重在治病；药膳多用以养生防病，见效慢，重在养与防。药膳在保健、养生、康复中有很重要的地位，但药膳不能代替药物疗法。各有所长，各有不足，应视具体人与病情而选定合适之法，不可滥用。

（一）因证施膳

中医的精华是辨证施治，药膳的应用也应在辨证的基础上选料配料，证候不同，用膳亦不相同，辨证施膳亦不离气血阴阳。

1. 气虚证

气虚证见心悸气短，动则尤甚，声音低微，脏器下垂，舌淡苔白，脉虚无力。宜甘温补气，用人参鸡、党参粥、黄芪乳鸽、糯米、大枣、扁豆、山药、薏苡仁、莲子等。

2. 血虚证

血虚证见面色苍白或萎黄，口唇、指甲、眼睑淡白，头晕眼花，月经量少或闭经，舌淡，脉细无力。宜补血养血，用核桃牛髓蜜膏、阿胶芝麻核桃膏、熟地粥、红糖、大枣、胡萝卜、黑芝麻、菠菜、猪血、猪肝、海参、香菇、乌骨鸡、黑木耳等。

3. 阴虚证

阴虚证见手足心热，面色潮红，烦躁，易怒，口干咽痛，舌红少苔，脉细数。宜补阴养液，用地黄乌龟、首乌鸡块、沙参麦冬粥、甘蔗、鲜藕、银耳、乌梅、鸡蛋黄、猪肉等。

4. 阳虚证

阳虚证见气短自汗，四肢不温，小便清长，大便稀溏，舌淡胖嫩，脉沉迟无力。宜温热补阳，用龙马童子鸡、鹿精熊掌、杜仲羊肾、核桃仁、韭菜、羊肉、狗肉、鹿肉、海虾等。

5. 其他

其他如糖尿病肝肾亏虚证用玉竹鸽子汤。高血压患者有不同的体质及证候，如肝阳上亢证，可用夏枯草、决明子、菊花等有清肝降火作用的药材进行食疗；有些高血压患者的体质为肾虚或脾虚，服用这些药膳适得其反。只有因证用膳，才能发挥药膳的保健作用。

（二）因时施膳

中医认为，人与自然是一个有机的整体，人体生命活动必然会受到自然界四时气候变化的影响，因此药膳应讲究因时制宜，即四季五补，使自然与人之间保持动态平衡，减少外界四时气候变化对人体的不利影响。

1. 春季阳气升，减酸益甘而养脾气。因为春天肝气旺，肝旺容易克伐脾土而引起脾胃病，而酸味是肝之本味，故此时应减酸味，不能再助长肝气以免过旺，保护脾气不受克伐。甘是脾的本味，为了抗御肝气的可能侵犯，增加甘味以增强脾气，可以此加强机体的防御。又因为春季脾胃容易受损，因此应注意少进难以消化的食物，尤其是老年人更应注意，如饮酒不宜过量，冷饭、粽子、黏冷肥腻之物均应严格控制，以免影响脏腑的正常功能。

2. 夏季阳气盛，宜清淡爽口忌辛辣。因为夏季气候炎热而生机旺盛，阳气外发，伏阴在内，气血运行亦相应地旺盛活跃于机体表面。药膳宜选择清淡爽口、容易吸收之品，忌高脂肪和辛辣食物。选择新鲜的应季蔬菜或者水果，比如西瓜、西红柿、黄瓜等，可以补充营养，预防中暑；饮食最好以流质或者半流质为主，比如绿豆粥；吃瓜果的话，一定要洗干净和去皮；蔬菜中如果加一些蒜泥，可以杀菌消毒，还可以增加食欲，并且促进消化；饮品要选择一些较凉快的，比如酸梅汤、绿豆汤，可以更好地帮助人体散热，补充人体所需水分和营养元素。

3.长夏虽属盛暑，但将界夏秋之交，阳热下降，氤氲熏蒸，水气上升，潮湿充斥。中医认为湿为阴邪，易伤阳气，尤其是脾阳。由于脾脏喜燥而恶湿，一旦受损，则导致脾气不能正常运化，表现为消化吸收功能低下，临床可见脘腹胀满、食欲不振、大便稀溏，甚至水肿。因此，在长夏季节里，饮食应以清热、祛湿、健脾为主，除食用绿豆芽、小白菜、苦瓜之类的清热食物外，还要吃些薏苡仁、芡实、赤小豆、茯苓等利水渗湿的食物。

4.秋季饮食应少辛多酸。因肺主辛味，肝主酸味，秋季要减平肺气，增酸以助肝气，以防肺气太过而伤肝，使肝气郁结。从营养学角度来讲，秋季可食用芝麻、雪梨、蜂蜜、马蹄、银耳、莲子、萝卜、葡萄、百合、乳制品等食物，还可选用沙参、麦冬、玉竹、川贝母、杏仁、白果等益气养阴、润肺化痰的药材，少吃葱、蒜、胡椒、花椒等辛味之品，多吃酸味的水果和蔬菜，如石榴、葡萄、山楂等。"秋宜引补，冬再进补"，宜选择平和性质的补品，也称为平补，可食用山药、薏苡仁、芡实、核桃、莲子等，皆有补气血、健脾胃的作用。

5.冬季饮食应以"藏热量"为主，因此，冬季宜多食羊肉、狗肉、鹅肉、核桃、栗子、白薯等。同时，还要遵循"少食咸、多食苦"的原则。冬季为肾经旺盛之时，而肾主咸，心主苦，咸味吃多了，就会使本来就偏亢的肾水更亢，从而使心阳的力量减弱。所以，应多食些苦味的食物，以助心阳。

（三）因人施膳

因人施膳就是根据男女老少不同、所患疾病不同，则所施药膳也不同。人体受自然气候、环境变化的影响，过度劳累、精神刺激、生活和饮食不节等均可使机体阴阳失衡，产生各种疾病。而不同年龄对外界影响的反应也各不一样，因此，因人施膳就显得更为重要。

1. 儿童

儿童以补脾、清肝、养阴为主，少温补。小儿脏腑娇嫩，形气未充，生理上有"脾不足，肝有余""阴不足，阳有余"的特点，病理上容易出现热证、阳证，且小儿脾胃不足，过食生冷、油腻之品极易损伤脾胃，引起消化不良。因此，对小儿施用药膳须根据这些病理、生理特点，以补脾、清肝、养阴来培补后天之本，应少温补，并且药膳用药以选择药性平缓者为好。

2. 青中年人

青中年人以补气补血、调理脏腑功能为主，选用补肾、健脾、疏肝理气的药膳。青年时期人体脏腑功能旺盛，各器官组织都处于鼎盛时期。中年期是一个由盛而衰的转折点，脏腑功能逐渐由强而弱，而这个时期的许多人又肩负工作、生活两副重担，往往抓紧时间拼命工作，自恃身体好而忽视必要的保养。中医认为，过度劳体则伤气损肺，长此以往则少气力衰，脏腑功能衰败，加速衰老；而过度劳心则阴血内耗，出现记忆力下降、性功能减退、气血不足，久而久之出现脏腑功能失调，产生疾病，所以中医很注重中年人的保健调养。中年时注重补养不但使中年时期身体强壮，也可防治早衰。通过药膳选用有补肾、健脾、疏肝等功效的食物，可达到健肤美容、抗疲劳、增智、抗早衰、活血养血、补肾强身的作用。

3. 老年人

老年人以补养药膳为主，应长期坚持。老年人脏腑半衰、功能不足、气血津液损耗，机体的功能呈现虚实夹杂、以虚为主的状态，表现出体力下降、记忆力减退、头晕、失眠、性功能减退、腰酸腿软、腹胀、纳差、便秘等。又常夹有实证，血脉不通畅，痰湿内阻，出现骨质增生、动脉硬化、组织增生等。此时的饮食治疗应以补养为主。但老年人的补养与年轻人不同，宜采取平补、清补、温补之法，最忌峻补，应长期坚持、循序渐进，以清淡，熟软，易于消化、吸收为佳，可适当多服用具有健脾开胃、补肾填精、益气养血、活血通脉、通便及延年益寿作用的药粥、汤等药膳。

（四）因地施膳

不同的地理环境，气候条件、生活习俗等都有差异，即使病证相同，所处的地区不同，所用的药膳也有所不同。因此在制作药膳时应依照当地气候的不同，选择适宜的药材。我国地大物博，人们生活的地理位置和生态环境差别较大，如南方沿海地区炎热且潮湿，常以健脾祛湿、清热生津为主，可选用莲子粥、薏苡仁粥、山药粥、苦瓜黄豆汤等；北方大部分地区冬季气温较冷，人体阳气因寒不足，宜用温热性补阳膳食，可选用附子羊肉汤、当归生姜羊肉汤助阳御寒。东南一带，气候炎热潮湿，宜多食清热祛湿的药膳，可选用莲子粥、薏苡仁粥、苦瓜山药粥等。而西北地区，气候严寒干燥，宜多食用温补滋润的膳食，可选用当归附子羊肉汤等来御寒。在不同的地区，地势高下、地貌起伏、气候寒热对人体的影响很大，为做到因地施膳，就必须在采用中医药膳治疗疾病时，充分利用地区特点对人体健康有利的因素，努力克服不良地理条件对人体的影响，使人类与自然达成和谐统一。

（五）药膳配伍禁忌

应用药膳使我们在享受美食的同时，身体得到滋养，疾病得到治疗。然而在运用药膳养生保健的时候还必须注意中药与中药之间、中药与食物之间、食物与食物之间的配伍禁忌以及疾病与药膳性味之间的禁忌。

1. 中药与中药之间的配伍禁忌

药膳的药物配伍禁忌遵循中药本草学理论，一般参考"十八反"和"十九畏"。"十八反"的具体内容：甘草反甘遂、大戟、海藻、芫花；乌头反贝母、瓜蒌、半夏、白蔹、白及；藜芦反人参、沙参、丹参、玄参、苦参、细辛、芍药。"十九畏"的具体内容：硫黄畏朴硝，水银畏砒霜，狼毒畏密陀僧，巴豆畏牵牛，丁香畏郁金，川乌、草乌畏犀角，牙硝畏三棱，官桂畏赤石脂，人参畏五灵脂。

2. 中药与食物之间的配伍禁忌

选择使用药膳应注意中药与食物之间的配伍禁忌。每种药物及食物均有各自特有的性味，若搭配不当则会减弱药效，影响药膳效用，应慎重为宜。主要包括：猪肉反乌梅、桔梗、黄连、胡黄连、百合、苍术；猪血忌地黄、何首乌、蜜；羊肉反半夏、菖蒲，忌铜、丹砂；狗肉反商陆，忌杏仁；鲫鱼反厚朴，忌麦冬；蒜忌地黄、何首乌；萝卜忌地黄、何首乌；醋忌茯苓。

3. 食物与食物之间的配伍禁忌

食养人亦伤人，一是指食用量，二是指食物间的搭配，在烹饪药膳时也要注意食物与食物的搭配，要讲求食物的相克与相生。这些禁忌是猪肉忌荞麦、豆酱、鲤鱼、黄豆；羊肉忌醋；狗肉忌蒜；鲫鱼忌芥菜、猪肝；猪血忌黄豆；猪肝忌荞麦、豆酱、鲤鱼肠子、鱼肉；鲤鱼忌狗肉；龟肉忌苋菜、酒、果；鳝鱼忌狗肉、狗血；雀肉忌猪肝；鸭蛋忌桑椹、李子；鸡肉忌芥末、糯米、李子；鳖肉忌猪肉、兔肉、鸭肉、苋菜、鸡蛋。豆浆与鸡蛋不宜同食，鸡蛋中黏液性蛋白和豆浆中的胰蛋白酶相结合，产生不被人体吸收的物质而大大降低了人体对营养物质的吸收；胡萝卜与白萝卜不宜同食，胡萝卜含有抗坏血酸解酵素，会破坏白萝卜中的维生素 C，使两种萝卜的营养价值都大为降低，甚至出现败血症。

4. 疾病与药膳性味间的禁忌

我们在食用药膳时还应注意疾病与食物性味属性的禁忌。肝病忌辛辣；心病忌咸；水肿忌盐、硬、油煎和生冷等食物；骨病忌酸甘；胆病忌油腻；寒病忌瓜果；疮疖忌鱼虾；肝阳、肝风、癫痫、过敏患者忌食发物；头晕、失眠忌胡椒、辣椒、茶等。凡证见阴虚内热、痰火内盛、津液耗伤的患者，忌食姜、椒、羊肉之温燥发热饮食；凡外感未除、喉疾、目疾、疮疡、痧痘之后，当忌食芥、蒜、蟹、鸡蛋等生风动气之品；凡属湿热内盛之人，当忌食饴糖、猪肉、酪酥、米酒等助湿生热之饮食；凡中寒脾虚、大病、产后之人，西瓜、李子、田螺、蟹、蚌等积冷损之饮食当忌之；凡各种失血、痔疮、孕妇等人忌食慈菇、胡椒等动血之饮食；妊娠者禁用破血通经、剧毒、催吐及辛热、滑利之品。服发汗药忌食醋和生冷食物；服补药忌食用茶叶、萝卜。

（六）烹调原则

药物和食物都具有寒、热、温、凉四气及酸、苦、甘、辛、咸五味的特点，在研究其烹调制作的方法时，必须认识到四气是药物和食物辨证施膳的依据，五味又对人体的脏腑具有针对性的功能。在充分发挥药膳功能的前提下，同时也要兼顾到药膳应具有色、香、味的普通饮食要素。

1. 烹调原料

几乎所有的菜肴原料都可用来烹调药膳，此外还需选用某些药物配合应用。无论哪种形式的药膳，都必须加有调味品，如葱、姜、蒜、胡椒、醋、糖、香油等。

2. 烹调方法

药膳的烹调方法常用的有炖、焖、煨、蒸（包括粉蒸、包蒸、封蒸、扣蒸、清蒸）、煮、熬、炒（包括生炒、熟炒、滑炒、干炒）、卤、炸（包括清炸、干炸、软炸、酥炸、纸包炸）、烧等，但以炖、焖、煨、蒸为主要方法和最佳方法。从烹调原料的质地和性味来看，轻清芳香者，烹调时间宜短，多采用爆炒、清炸、热焯等方法；味厚滋腻之品，烹调时间宜长，采用炖、煨、蒸的方法效果较好。

3. 烹调口味

药膳尽可能做到美味可口。优良的药膳是使其"食之无药味，回味味悠长"。原料中的药材要经过严格炮制，达到矫味的目的。同时，应去除或降低药物的毒副作用，提高药性，增加药用价值。不仅在药膳制作过程中，通过飞水、煸炒除去部分易溶解和易挥发的异味物质，还可以通过使用料头来减弱和消除原料异味，并增加肴馔的香味。

4. 适用范围

药膳疗法的适用范围广泛，一是作为临床各科疾病的辅助治疗，尤以慢性虚损性疾病常用；二是作为保健强身、延年益寿之品。

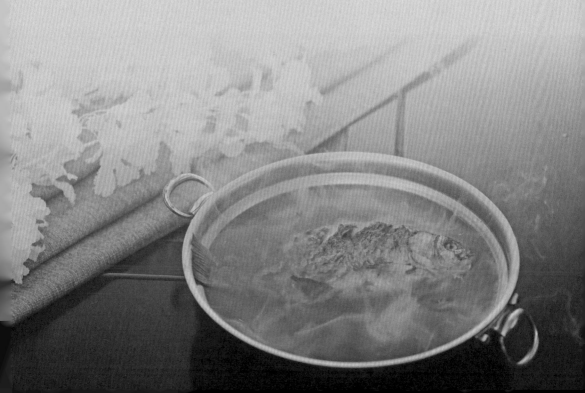

第三章

探秘季节养生典藏

一、春之华

（一）春季药膳五法

法则一：《内经》本季节养生总则

《黄帝内经》载："食岁谷。"意思是饮食要选择时令食物，此为一年四季都应遵循的养生原则。"春三月，此谓发陈，天地俱生，万物以荣"，即春季养生应顺其自然界生机勃发之景而宜闲庭信步，胸怀开畅，以使身体舒缓，顺应春之朝气。

法则二：季节易损脏腑和症状

春季"在脏为肝"，根据五行相生相克之说，肝气升发就会在一定程度上影响脾的运化，所以很多人在春季会出现胃口不佳、饭量减少的现象。孙思邈云："春七十二日，省酸增甘，以养脾气。"高濂《遵生八笺》中也记载："当春之时，食味宜减酸增甘，以养脾气。"二者所倡导的观点相同，即春季为肝气旺盛之时，要少食酸性食物，因酸性收敛，有碍于肝气的疏散，肝气不得调达，则郁积化热，肝火旺盛则伤及脾。

法则三：当摄食品性味

生姜、葱、蒜不仅是烹饪时的调味品，而且还具有药用价值，辛温发散之性有利于肝气的升发、疏散，春季适当摄取可以提高食欲，还具有杀菌防病的效果。春季饮食要注意少食酸性食物，多食一些性味甘平的食品，以滋养脾胃之气，如山药、春笋、豌豆苗、香椿叶等。春季气候时有冷暖不一，要注意保养阳气，以提升机体正气，即增强机体抵抗力，避免患病。故可选择富含优质蛋白质类食物，如豆制品、奶制品、禽蛋、瘦肉等。随着气温的逐渐上升，人们很容易自觉四肢乏力，中午出现春困的现象，可通过补充蛋白质达到缓解。与此同时，注意适当减少盐分的摄入量，咸味入肾，食盐过量易损肾气，不利于阳气的保养。

法则四：季节饮食宜忌

春季为植物生发新鲜嫩芽之时，故选择蔬菜时可注意挑选食用的春芽，如香椿、豆芽、蒜苗、韭菜等。这个季节中不宜食用狗肉、羊肉、麻辣火锅以及花椒、辣椒、胡椒等大辛大热之品，以防邪热化火，引发疮疖肿痛等疾病。可适当饮用酸梅汤、绿茶等，防止体内积热。

同时，春季气温回暖，万物生发滋长，是病原微生物、过敏原及其他有害物质引发的肺部感染疾病高发季节，故春季在饮食方面亦应注意对肺脏的保护。食物上可多选择富含维生素及纤维素的瓜果蔬菜，药材上常感冒者可选补气养肺、祛风散寒类药膳，如紫苏叶、黄芪、防风等具有益气散寒、祛风防感功效，可以起到良好的预防感冒作用，适宜于老年人、儿童等体虚易感者。常气喘者可选补肺益肾类药膳，如山药、肉桂等具有补肾纳气平喘作用，适宜于哮喘、慢阻肺、肺气肿等患者的预防调养。常咳嗽者可以选用祛风利咽类药膳，如杏仁、蜂蜜、菊花、百合等具有祛风利咽、宣肺止咳之功，适宜于由各种慢性肺部疾病引起的咳嗽、气喘等症。

法则五：季节养生的施膳原则

一年四季有"春生、夏长、秋收、冬藏"的特点，日常起居生活均要注意顺应自然特点。很多人崇尚冬季进补，但到春季来临时，要注意进补适度，适量减少温补及峻补之品的摄入，以平补、清补为主，逐渐适应春季舒畅、升发、条达的季节特点，避免造成热量堆积，形成一系列病变。

（二）春季药膳六宝

1. 菜阁发华

◆ 香椿苗拌嫩豆腐

食材：香椿苗 1 小把，豆腐 1 块，胡萝卜碎少许，盐、鸡汁、香油各适量。

制作方法：整块豆腐放开水中焯一下，放凉切小丁；香椿用滚开水泡上 10 分钟出香味，切碎；胡萝卜洗净切碎；香油、盐、鸡汁备齐。把香椿碎、豆腐丁和胡萝卜碎一同放入盆中，放少许盐和 1～2 滴鸡汁、2～3 滴香油，拌匀即可食用。

养生功效：清热解毒，健胃理气，润肤明目。

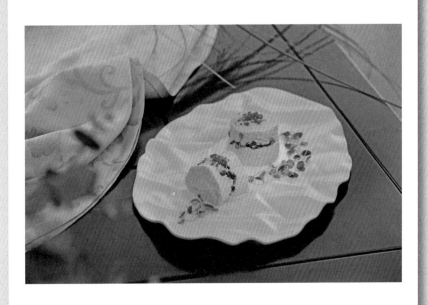

食材：鲜蕨菜 150g，火腿肉、香菇、柿子椒、冬笋各 50g，姜丝、黄酒、精盐、味精、胡椒粉、麻油各适量。

制作方法：鲜蕨菜洗净，切小段，入开水锅烫一下，再放冷水中过凉，沥干。火腿肉、香菇、柿子椒、冬笋均切成丝。炒锅置旺火上，下猪油，烧至七成热，先投入冬笋，炒匀后加盖焖片刻，然后下入蕨菜、香菇、火腿肉、柿子椒，混炒均匀后，加姜丝、黄酒和少量清水，烩炒至熟。加入味精、精盐、胡椒粉，淋麻油，勾薄芡。单食或佐餐食用。

养生功效：清热解毒，润肠，化痰。

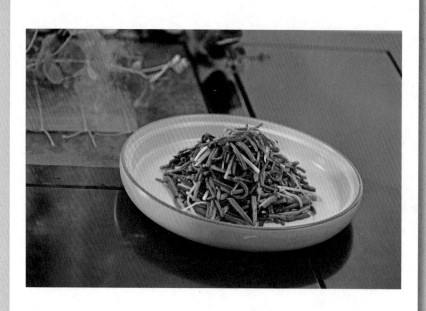

◆ 枸杞桃仁烩鸡丁

食材： 枸杞子 90g，桃仁 50g，嫩鸡肉 600g，食盐、味精、白糖、胡椒粉、芝麻油、淀粉、绍酒、葱、姜、蒜各适量。

制作方法： 将枸杞子、桃仁用水浸泡，桃仁去皮，鸡肉切成 1cm 见方的肉丁，用食盐、味精、白糖、胡椒粉、芝麻油、淀粉、绍酒兑成滋汁待用。锅烧热加少许植物油，待油五成热时，投入鸡丁快速翻炒，下姜、葱、蒜片稍煸，再接着倒入滋汁，速炒一下，投入桃仁、枸杞子，搅匀即可。

养生功效： 益精明目，补气活血。

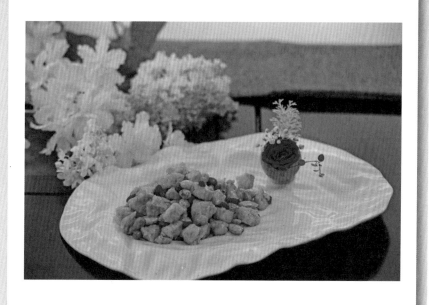

食材：鲜天麻、鲜山药、葱白各100g，乳鸽4只，猪肉、熟猪肚片、猪腰子各250g，水发绿豆粉条、莴笋、藕各150g，豆腐干200g，生姜片、料酒、精盐、鸡精、胡椒粉各适量，鸡汤3L。

制作方法：将高压锅置于火上，锅内加鸡汤、鲜天麻、山药、乳鸽、生姜片、猪肉、藕片、豆腐干、料酒、胡椒粉、精盐、葱白段；烧沸后，打去浮沫，加阀压10分钟，停火降温后，加入其他原料和鸡精，再烧开后，即可食用。

养生功效：补肝益肾，健脾养胃，补气益肺。

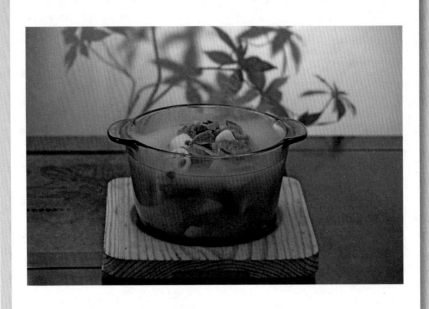

食材：里脊肉 350g，香菜 250g，生抽、盐、胡椒粉各适量。

制作方法：香菜洗净控干，切成 3cm 长段。里脊肉切成片儿，用生抽、盐、胡椒粉腌制 15 分钟。热油下锅，先中火煸炒里脊肉，大火煸炒至金黄，下入香菜，大火快速翻炒，1 分钟关火。

养生功效：开胃消郁，止痛解毒。

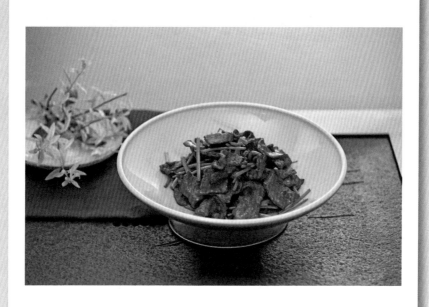

食材：鲜鱼腥草100g，食盐、醋、酱油各适量。

制作方法：取鲜嫩的鱼腥草，以早春有嫩根者为佳，洗净，切成2cm长的小段，佐以适量食盐，少许醋和酱油（也可加少许辣椒油），拌匀，5分钟后食用。

养生功效：清热解毒，利尿通淋。

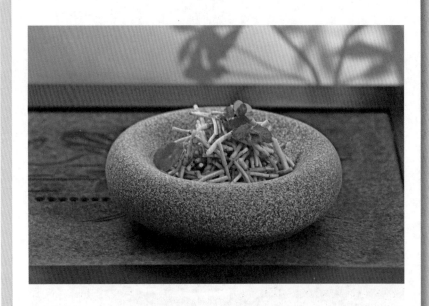

◆ 凉拌莴笋丝

食材: 莴笋1根,红辣椒丝、盐、糖、鸡精、香醋、香油各适量。

制作方法: 莴笋削皮洗净,刨丝,放入大容器里,加入半勺盐、半勺鸡精、半勺白糖、1勺香醋、1勺香油、红辣椒丝适量,充分搅拌均匀即可。

养生功效: 开通疏利,消积下气。

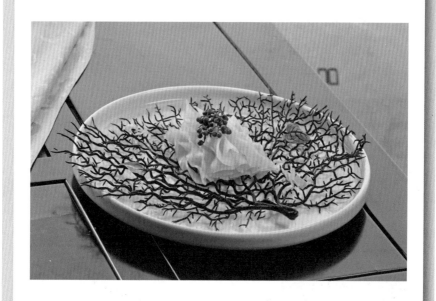

食材： 鹅胸肉2块，豆豉1大勺，青椒、红椒共6个，鸡精、盐、料酒、生姜各适量。

制作方法： 青椒、红椒洗净去籽切丝，生姜也切成丝；鹅肉洗净沥干切成片，加入半勺料酒、1小勺盐、1小勺鸡精，抓匀腌制10分钟。油热后煸香姜丝，将鹅肉加入油锅，小火翻炒，等皮微微出油的时候加入豆豉炒出香味，加入双椒丝炒匀，加盐、鸡精调味炒匀就可以。

养生功效： 补虚益气，暖胃生津。

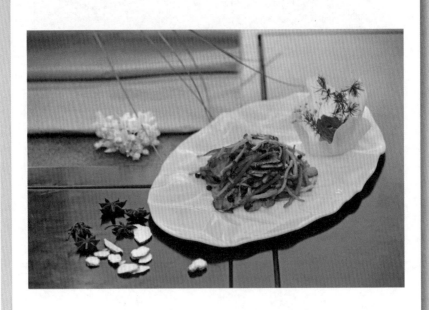

◆ 韭菜春笋炒蚌肉

食材：河蚌 10 只，春笋 1 颗，韭菜 1 把，黄酒、生姜、盐、胡椒粉、芡粉、鸡精各适量。

制作方法：将韭菜择选清理后洗净，切成寸段。春笋剥去壳，对半切开，放在开水锅里稍煮后捞出，切成薄片；河蚌挖出蚌肉，清除腮和泥肠，冲洗干净后，放入开水锅里焯一下；另取锅加清开水、黄酒、生姜片焖煮至熟透捞出，将煮熟的河蚌肉切小块，热油锅下河蚌肉过油翻炒，等河蚌肉香时放入笋片快炒，最后放韭菜略翻炒，加盐、胡椒粉、鸡精勾薄芡入味即可。

养生功效：清热解毒，滋阴明目。

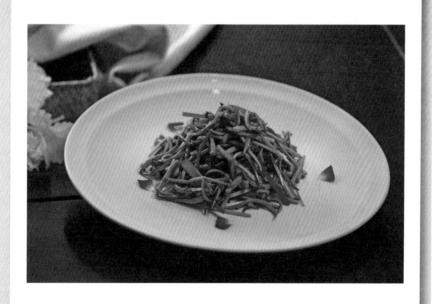

◆ 鲫鱼娃娃菜

食材：鲫鱼1条，娃娃菜1颗，油、盐、鸡精、胡椒粉、姜、蒜、料酒各适量。

制作方法：将鲫鱼宰杀好，在鱼身两边割几刀，用厨房纸巾吸去水分；娃娃菜洗净切长条；姜切丝，蒜切片。平底锅烧热，下鲫鱼翻煎，煎至两面金黄，加入姜、蒜，倒入一匙料酒。另取锅烧开水，把鱼倒入开水锅，大火煮约8分钟，鱼汤变奶白后加入娃娃菜再煮2分钟，至娃娃菜变软即可，加少许盐、鸡精、胡椒粉调味，关火，可再撒点香葱、香菜增添风味。

养生功效：和胃健脾，活血通络。

国医四季养生福祉药膳

2. 粥坊养精

◆ 芹菜黑米粥

食材：黑米50g，大米50g，带根芹菜100g，清水1000mL。

制作方法：将黑米、大米洗净放入锅中，加入清水，煮至半熟状态；再加入洗净、切碎的带根芹菜，煮熟即可。

养生功效：清肝泄热。

◆ 豆腐菠菜玉米粥

食材：豆腐 100g，菠菜 100g，玉米糁 100g，清水 1000mL，盐、芝麻油各适量。

制作方法：豆腐切块，菠菜洗净切段，分别焯水捞出；锅内加水烧开，倒入玉米糁，水开后转小火煮至软烂；加入焯过水的豆腐和菠菜，搅拌均匀；出锅前用盐和芝麻油调味，即可食用。

养生功效：清热养血。

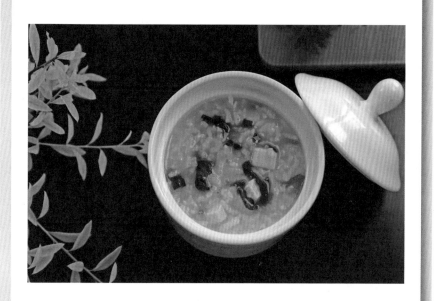

国医四季养生福祉药膳

◆ 猪肝粥

食材：猪肝 100g，大米 100g，生菜 100g，清水 1000mL，姜 10g，淀粉 10g，料酒 5g，葱花、胡椒粉、盐、芝麻油各适量。

制作方法：猪肝洗净用清水泡浸 30 分钟后切成片，控干水分后加入盐、料酒、淀粉、姜丝拌匀腌制 10 分钟；生菜洗净切碎备用；锅内加水烧开，倒入大米，水开后转小火煮至软烂；然后加入猪肝用小火煮至熟透，再加入生菜碎，煮沸后加入适量的盐、胡椒粉，最后撒上葱花即可出锅。

养生功效：清肝明目。

◆ 山药粥

食材：山药 100g，大米 100g，清水 1000mL，冰糖适量。

制作方法：山药去皮后切成小块，倒入水中煮至七分熟；再加入大米熬煮成粥，出锅前加入冰糖稍煮片刻即可。

养生功效：健脾益肾。

◆ 荠菜黄豆粥

食材：大米 100g，荠菜 100g，干黄豆 20g，清水 1000mL，芝麻油、盐、黑胡椒粉各适量。

制作方法：黄豆提前泡发；荠菜洗净切碎；大米、黄豆洗净，放入砂锅，大火煮开，小火慢煮 20 分钟；加入荠菜；再加入盐、胡椒、芝麻油，搅匀出锅。

养生功效：强身益气。

◆ 红枣小麦粥

食材：大米 50g，小麦米 50g，龙眼肉 20g，大枣 5 枚，清水 1000mL，蜂蜜适量。

制作方法：将大枣洗净去核切开；锅内加水烧开，倒入洗净的大米、小麦米、龙眼肉和大枣，水开后转小火煮约 30 分钟；关火后稍微放凉调入适量蜂蜜即可食用。

养生功效：健脾养肝。

食材：香菇 60g，鸡胸肉 100g，大米 100g，清水 1000mL，姜、料酒、葱花、胡椒粉、盐、芝麻油各适量。

制作方法：香菇洗净切丝；鸡胸肉切片，加入盐、姜丝、料酒腌制 10 分钟备用；锅内加水烧开，倒入大米，水开后转小火煮 15 分钟；加入香菇丝、鸡胸肉片，小火煮约 10 分钟；加入盐、胡椒粉、芝麻油调味，出锅前撒入葱花即可。

养生功效：益气开胃。

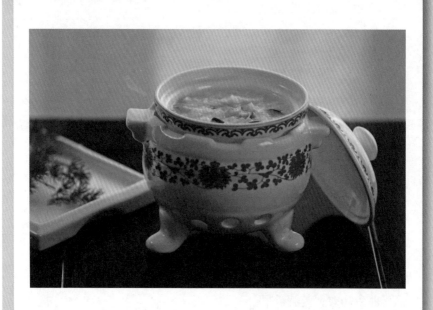

◆ 糙米排骨粥

食材：猪精排 100g，糙米 100g，清水 1000mL，葱、姜、料酒、胡椒粉、盐各适量。

制作方法：将排骨切成 3cm 左右的小段后用清水洗净，然后锅中加水、葱、姜、料酒后将排骨焯水备用；另取砂锅加水烧开，加入排骨煮约 15 分钟，加入糙米再煮 20 分钟直至黏稠；出锅前加入盐和胡椒粉调味，撒上少许葱花即可食用。

养生功效：健脾养胃。

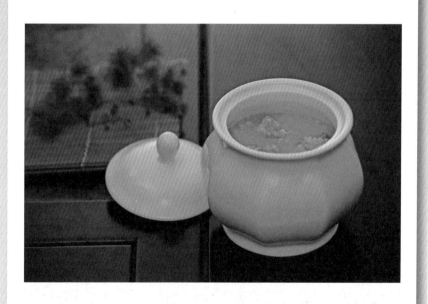

◆ 干贝鲜虾粥

食材: 虾5只,干贝10颗,大米100g,冬菜50g,清水 1000mL,香葱、香芹、姜、盐、白胡椒粉、花生油各适量。

制作方法: 提前半天将干贝用清水浸泡,大米提前半小时用 清水浸泡,小香芹切碎,小香葱切碎,虾去头、去壳、剔掉虾 线;锅中加少许油,放入虾头熬出虾油,加入清水煮约5分钟, 捞出虾头丢掉;将泡好的大米放入汤中,加入冬菜、干贝及泡干 贝的水,煮至黏稠;加入虾肉煮熟,再加入姜丝、香芹碎、盐、 白胡椒粉调味,出锅前加入香葱即可。

养生功效: 养阴润燥。

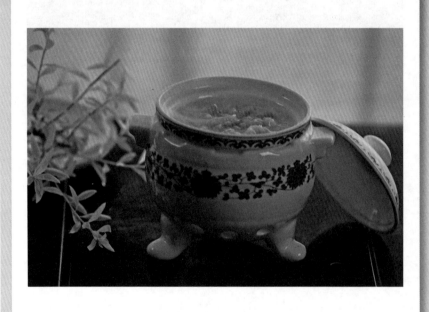

◆ 什锦菌菇粥

食材：干香菇 2 个，金针菇 50g，海鲜菇 50g，杏鲍菇 50g，大米 100g，清水 1000mL，盐少许。

制作方法：干香菇提前 1 小时泡好，将泡好的香菇、金针菇、海鲜菇、杏鲍菇洗净切好备用；锅内加水烧开，倒入大米，水开后转小火煮 15 分钟；加入切好的菌菇，煮约 5 分钟，至粥稍微黏稠；关火前加入少许盐调味即可。

养生功效：益气健脾。

3. 汤轩益胃

◆ 金华银鱼羹

食材：银鱼 100g，火腿 50g，鸡蛋 2 个，冬菇 25g，香菜 10g，花生油、马蹄粉、食盐各适量，胡椒粉、生姜丝各少许，清水 1250mL。

制作方法：银鱼洗净；鸡蛋去壳，取蛋清打匀；香菜洗净，切段；冬菇稍用清水浸泡，洗净，与火腿分别切成粗丝；冬菇丝与银鱼置沸水中煮至刚熟，沥干；锅内注入花生油烧热，放入生姜丝略炒；加入清水，下火腿丝、银鱼、冬菇丝，煮至微沸，马蹄粉加水勾芡；水沸后关火，放入蛋清、香菜段、食盐拌匀，加入胡椒粉即可。

养生功效：健脾和胃，润燥益阳。

食材：丝瓜 500g，芋头 200g，竹荪 20g，生姜 3 片，食盐适量，清水 1250mL。

制作方法：丝瓜洗净，去皮，切块；芋头去皮，切小块；竹荪洗净，剪去根，放入开水中焯过后迅速捞起晾干，切段；在锅中放入清水和生姜，武火煮沸；下芋头块，煮熟后下竹荪段；下丝瓜煮熟，调入食盐即可。

养生功效：消腻减肥，健胃益气。

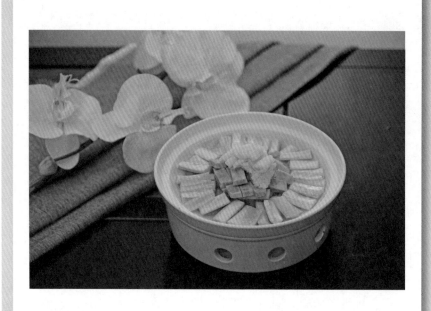

◆ 白果莲子糯米炖乌鸡

食材：白果 15g，莲子、糯米各 15g，乌鸡 1 只（约 750g），薏苡仁少许，食盐适量，生姜 3 片。

制作方法：将白果、莲子、糯米分别洗净，稍用清水浸泡一下；乌鸡洗净，去内脏、爪甲和尾部；把白果、莲子、糯米、薏苡仁装进乌鸡腹内，用线缝好；把乌鸡与生姜一起放入汤锅，加入冷开水，加盖隔水炖煮 3 小时，进食时调入食盐。

养生功效：敛肺补脾，益肾固精。

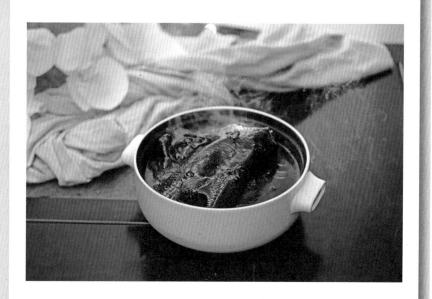

◆ 春笋蘑菇鲫鱼汤（竹林游鱼戏清溪）

食材： 春笋 250g，蘑菇 200g，鲫鱼 1 条（300～400g），花生油适量，生姜 3 片，清水 2500mL。

制作方法： 春笋去壳、洗净、切块，置沸水中稍煮片刻；蘑菇洗净；鲫鱼去鳞、去腮、去内脏；锅内注入花生油烧热，下鲫鱼，煎至两面微黄，淋入少许清水；所有主料与生姜一起放入汤锅内，加入清水，武火煮沸，改文火煲 1 小时即可。

养生功效： 滋阴益血，利水化痰。

◆ 云苓北芪猪瘦肉汤

食材： 茯苓 30g，北黄芪 15g，龙眼肉、大枣各 6 个，猪瘦肉 500g，食盐适量，生姜 3 片，清水 2500mL。

制作方法： 茯苓、北黄芪、龙眼肉稍用清水浸泡，洗净；大枣去核；猪瘦肉洗净，切块；将所有主料与生姜一起放入汤锅内，加入清水，武火煮沸，后改为文火煲约 2 小时，调入适量食盐即可。

养生功效： 健脾和胃，清热祛毒。

◆ **清炖双鸽**（在天愿作比翼鸟）

食材：白鸽 2 只，食盐适量，黄酒 10mL，生姜 5 片，冷开水 1250mL。

制作方法：白鸽放血后，放入热水中烫一下，去毛，去内脏，洗净，用刀背敲折翼、爪骨，再置于沸水中烫一下；鸽胸向上，把白鸽放入炖盅，下入生姜、黄酒和冷开水；加盖隔水炖煮 3 小时，撇去汤面浮油即可，进饮时根据口味加入食盐。

养生功效：滋阴壮阳，养血补气。

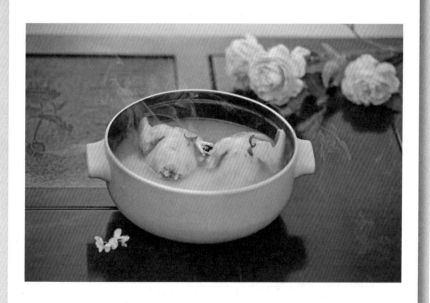

食材：茶叶（铁观音或普洱）10～12g，鲫鱼1条（400～500g），食盐、花生油各适量，生姜3片，清水1750mL。

制作方法：茶叶用开水洗一遍；鲫鱼洗净，去鳞、去腮、去内脏；把茶叶纳入鲫鱼腹内；把鲫鱼与生姜一起放入汤锅内，加入清水，武火煮沸，改为文火煲1小时，调入食盐和花生油即可。

养生功效：健脾利水，清热滋阴。

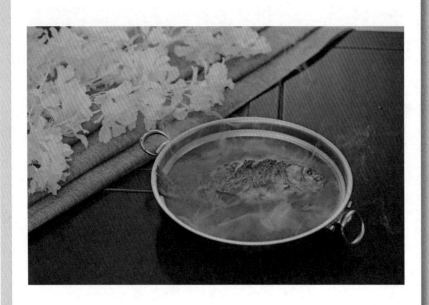

◆ 砂仁陈皮鲫鱼汤

食材：鲫鱼1条（300～400g），砂仁6g，陈皮1/4个，香菜4株，食盐、花生油适量，生姜3片，清水2500mL。

制作方法：砂仁碾碎；陈皮用清水浸泡片刻，刮去瓤；香菜洗净，切段；鲫鱼去鳞、去腮、去内脏；锅中放入花生油烧热，将鲫鱼放入油锅中，慢火煎至两面微黄；把陈皮与生姜放入汤锅内，加入清水，武火煮沸；放入鲫鱼，水沸后改为文火煲2小时；加入砂仁稍煮，放入香菜段、食盐即可。

养生功效：健脾祛湿。

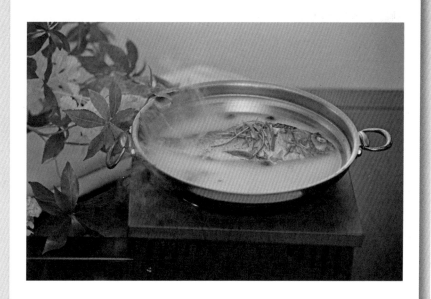

食材：母鸡 1 只，党参、黄芪各 25g，栗子肉 200g，大枣 8 枚，食盐适量，生姜 3 片，清水 2500mL。

制作方法：党参、黄芪洗净，在清水中稍浸泡；大枣去核；栗子肉洗净，切成两半；母鸡洗净，去内脏、爪甲和尾部；将所有主料与生姜一同放入汤锅，加入清水，武火煮沸，后改为文火煲 2 小时，调入食盐即可。

养生功效：滋阴去损，健脾养胃。

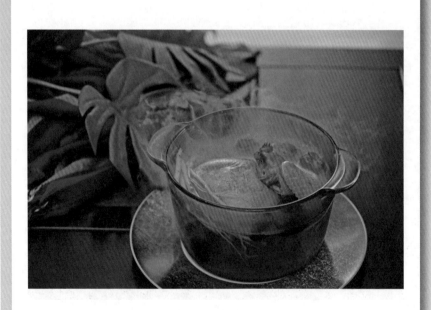

◆ 参芪猴头菇炖鸡

食材：母鸡1只，北黄芪、党参各12g，猴头菇100g，大枣6个，冷开水1500mL。

制作方法：北黄芪、党参洗净，稍用清水浸泡；猴头菇去蒂，洗净，用清水浸泡发胀后将菇内残水挤压干净以除苦味，切厚片；母鸡洗净，去内脏；将所有主料与生姜一起放入大号炖盅内，加入冷开水，隔水炖3小时，调入食盐即可。

养生功效：益气健脾，养胃补虚。

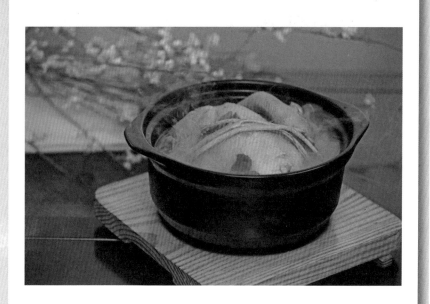

4. 茶点留香

◆ 桔梗煮荸荠

食材：鲜桔梗 100g，荸荠 500g，蜂蜜 50g。

制作方法：桔梗洗净切片；荸荠洗净去皮切成瓣状；将桔梗、荸荠放入锅中，加水适量没过食料，用武火煮沸后，用文火煎煮 30 分钟，捞出桔梗、荸荠摆盘，淋上蜂蜜，即可食用。

养生功效：润肺止咳，清热除痹。

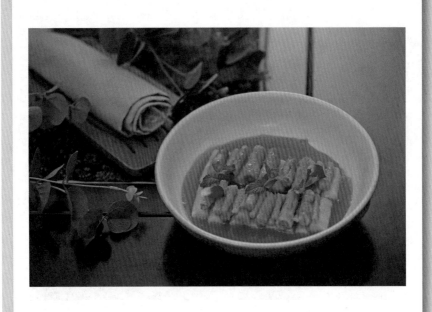

◆ 荠菜饺子

食材：荠菜 300g，猪肉 200g，面粉 500g，葱、姜、盐、生抽酱油、料酒、鸡精各适量。

制作方法：荠菜去根、洗净，入沸水焯烫后捞出，沥干水分，剁碎备用；猪肉洗净，剁馅备用；葱、姜洗净，切成碎末，备用；将荠菜碎、猪肉馅、葱姜末和适量盐、生抽酱油、料酒、鸡精搅拌均匀，制成馅料；将面粉加适量清水，和成面团，搓成长条后切出剂子，擀成圆皮，包入馅料，制成饺子生胚；将适量清水煮沸后，下入饺子生胚，水沸后，小火煮3分钟，捞出装盘，即可食用。

养生功效：凉血止血，凉肝明目，清热利尿，健脾和胃。

◆ 二仁南瓜团

食材：火麻仁 15g，薏苡仁 20g，南瓜 900g，面粉 100g。

制作方法：火麻仁、薏苡仁洗净焙干研成粉末状备用；南瓜洗净，去皮、籽，加适量清水用料理机研磨成糊状备用；将火麻仁粉、薏苡仁粉、面粉加入南瓜糊搅拌均匀，团成团子后蒸熟，即可食用。

养生功效：健脾补肺，清热利湿，活血通淋，润燥通便。

◆ 人参菠菜饺

食材： 生晒参 30g，猪肉 250g，菠菜 500g，面粉 1000g，盐、生抽酱油、香油、白胡椒粉各适量。

制作方法： 菠菜去根洗净，加适量清水，用料理机打成糊状，用纱布挤出菜汁，备用；人参洗净，研末，备用；猪肉洗净后剁馅备用；将猪肉馅加人参粉及适量香油、盐、酱油、胡椒粉，搅拌均匀做成馅料；面粉加菠菜汁及适量清水，和成面团，搓成长条后切出剂子，擀成圆皮，包馅做成饺子；用锅煮适量清水，煮沸后将饺子下锅煮熟，即可食用。

养生功效： 健脾益肺，养血润肠。

◆ 玫瑰花煎香蕉

食材： 香蕉 2 根，玫瑰花瓣数枚，脆皮粉、蜂蜜、菜籽油各适量。

制作方法： 香蕉去皮，切成滚刀块，备用；在脆皮粉中慢慢加适量清水搅拌均匀，调成糊状，备用；将菜籽油烧至七成热后，改小火维持油温，把香蕉块均匀裹上脆皮糊后，放入油锅中，炸至金黄色且微微鼓起时捞出，沥干油分；将菜籽油倒出大部分，仅留少部分底油，将香蕉分别放在每个玫瑰花瓣上，放入锅中，小火煎至花瓣略卷，即可出锅装盘，均匀淋上适量蜂蜜，即可食用。

养生功效： 疏肝解郁，养心安神。

◆ 韭菜盒子

食材： 韭菜 300g，猪肉 150g，鸡蛋 3 个，面粉 300g，酵母粉、盐、花生油各适量。

制作方法： 韭菜去除杂质，洗净切段，备用；猪肉洗净，剁馅备用；鸡蛋打散，搅拌均匀，将蛋液倒入加少量花生油的锅中，翻炒至金黄色，备用；将面粉搅拌均匀，依次加入适量酵母粉、温水，边加水边搅拌，和面成团，室温下放置 1 小时，待其发酵后，搓成长条，切成多个小剂子，擀成面皮，备用；将韭菜、猪肉、鸡蛋、盐、适量花生油搅拌均匀，制成馅料；取适量馅料，包入面皮中，捏拢面皮压扁制成韭菜盒子生胚；将花生油烧至七成热，放入韭菜盒子生胚，用小火煎至两面金黄，即可食用。

养生功效： 助阳温肾，疏肝通便。

◆ 香菜馄饨

食材： 香菜 200g，韭菜 50g，猪肉 100g，鸡蛋 2 个，馄饨皮 500g，葱、姜、生抽酱油、盐、白胡椒粉、干淀粉各适量。

制作方法： 香菜、韭菜洗净，切碎备用；猪肉洗净后剁馅备用；鸡蛋打散备用；葱、姜剁末备用；将香菜、韭菜、猪肉馅加鸡蛋液及葱姜末、生抽酱油、盐、白胡椒粉搅拌均匀调成馅料；取馄饨皮放入馅料包成馄饨，煮熟，即可食用。

养生功效： 辛温解表，升阳散寒，利水消肿。

食材：山药 30g，白萝卜 250g，面粉 250g，猪肉 100g，葱、姜、盐、菜籽油各适量。

制作方法：山药洗净去皮，焙干研成粉末状备用；白萝卜切丝备用；猪肉洗净后剁馅备用；葱、姜剁末备用；将适量菜籽油倒入炒锅中烧热，放入白萝卜丝煸炒至五成熟，盛出备用；将山药粉、白萝卜丝、肉馅、葱姜末、盐搅拌调成馅料；将面粉倒入面盆中，加适量清水和成面团，搓成长条后切出剂子，擀成圆皮备用；将圆皮中包入调好的馅料，制作成馅饼，放入油锅中烙熟即可食用。

养生功效：健胃消食，理气化痰。

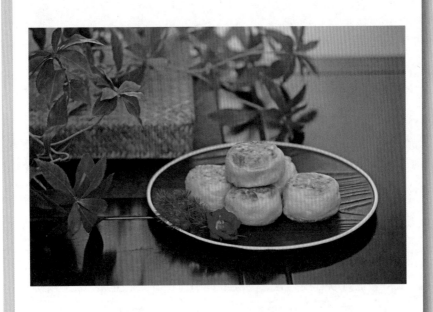

◆ 麒麟降压降脂布丁

食材：麒麟菜（鸡脚菜）30g，山楂 15g，草决明 15g，菊花 3g。

制作方法：将麒麟菜泡发 2 小时，洗净，备用；将山楂、草决明、菊花放入锅中，加适量水没过食料，用武火煮沸后，用文火煎煮 30 分钟，过滤取煎汁，用药汁熬煮麒麟菜文火炖至呈胶冻状，凉后切块，即可食用。

养生功效：清肝降压，活血降脂。

◆ 燕麦春饼

食材：面粉 300g，燕麦粉 200g，鸡蛋 3 个，豆芽 100g，韭菜 100g，菠菜 100g，盐、白砂糖、生抽酱油、菜籽油各适量。

制作方法：菠菜洗净，焯水切段，备用；韭菜、豆芽去除杂质，洗净，韭菜切段，备用；将面粉、燕麦粉搅拌均匀，依次加入适量沸水和清水，边加水边搅拌，制作半烫面，和面成团，在表面按出几个小坑，倒入少许菜籽油，将油揉进面团里并充分混合，将和好的面团搓成长条，切成多个小剂子，压成小面饼，并在饼面涂少量菜籽油，每两个小面饼以油面相对的方式叠在一起，擀成圆饼；将圆饼放入不放油的锅中，烙至两面均出现焦斑且中间鼓起小泡，即可出锅，出锅后将饼摔在面板上，两张即可分离；鸡蛋打散，搅拌均匀，将蛋液倒入加少量菜籽油的锅中，翻炒至金黄色，备用；将韭菜、豆芽、菠菜倒入锅中进行翻炒，菜熟后，加入炒好的鸡蛋、盐、白砂糖、生抽酱油，调味后出锅；将油饼卷好合菜，切段，装盘，即可食用。

养生功效：温补肝肾，润肠通便。

5. 饮斋生津

◆ 甘蔗番茄汁

食材： 鲜番茄 200g，鲜甘蔗 200g。

制作方法： 番茄去皮后切成块，甘蔗去皮，切成段，将番茄块、甘蔗段放入榨汁机中榨取汁液，并滤出废渣，将滤净的蔬果汁倒入杯中，加入凉开水搅匀，直接饮用即可。

养生功效： 清热生津。

◆ 川贝雪梨饮

食材： 川贝母粉 5g，雪梨 250g。

制作方法： 先将雪梨外表面用温开水反复冲洗干净，去除梨柄、梨核仁，将梨切成 1cm 见方的雪梨丁，放入炖杯，加川贝母粉，再加适量水，先以大火煮沸，后改用小火煨炖 30 分钟，即可。煨炖时也可加入冰糖 20g。早晚两次分服。

养生功效： 润肺止咳。

◆ 银耳茅根竹叶饮

食材：竹叶 5g，银耳 10g，白茅根 30g，金银花 3g，冰糖适量。

制作方法：将竹叶、白茅根洗净加水适量煎熬，煮沸后 15 分钟取液 1 次，反复 3 次，把药液合并使用。另将银耳用温水泡开，择洗干净。用药液将银耳上火烧沸后，改文火熬至银耳熟烂，加入冰糖。最后把洗净的金银花撒入银耳汤中，略煮沸即可服用，随时饮之。

养生功效：滋阴清热。

◆ 桃核猪蹄芝麻饮

食材：猪蹄 1 只，核桃仁 60g，黑芝麻 30g，玉竹 30g。

制作方法：将猪蹄、核桃仁、黑芝麻、玉竹一起煲汤饮服，分数次服食。

养生功效：润肌肤，养血脉，强心脾，温肾，补精，固齿。

◆ 丝瓜香橙露

食材： 丝瓜 300g，橙子 400g，蜂蜜 15mL。

制作方法： 将橙子洗净，去皮，切块待用。将丝瓜洗净，刮去老皮，切块。将丝瓜与橙子同放绞取汁，加入蜂蜜混合均匀，再加入适量冰块，即可饮用。

养生功效： 清热泻火解毒。

◆ 香蕉茶饮

食材： 香蕉 100g（切细丁），茶叶 10g，蜂蜜适量，荷叶 60g，薏苡仁、山楂各 12g，陈皮 6g。

制作方法： 将 50g 香蕉细丁、5g 茶叶放入杯中，倒入沸水加盖焖泡 5 分钟，调入蜂蜜即可。一天一次，上述食材分两天冲服。

养生功效： 消脂，降压，润燥。

◆ 蚕豆壳茶饮

食材：蚕豆壳 30g。

制作方法：将蚕豆壳炒至焦黄，放入杯中，冲入沸水加盖焖泡 5 分钟即可。一天一次，当茶饮用。

养生功效：健运脾胃，利尿化湿。

◆ 荷叶山楂茶

食材：荷叶 60g，薏苡仁、山楂各 12g，陈皮 6g。

制作方法：每次将荷叶、山楂、陈皮各一半切碎，与 6g 薏苡仁一起放入杯中，倒入沸水加盖焖泡 1 分钟即成。一天一次，上述食材分两天冲泡，当茶饮用。需连续服用 100 天方可见效。

养生功效：祛脂减肥，益脾降压。

◆ 墨鱼茄汁

食材：墨鱼 160g，葱、姜、蒜、红辣椒各少许，酱油、番茄酱、盐、香油、糖、水、黄酒、醋、淀粉、油各适量，豌豆荚 4 片。

制作方法：墨鱼切花再切片。葱、姜、蒜切末，辣椒去籽切环片。混合酱油、番茄酱、盐、香油、糖、水、黄酒、醋、淀粉备用。豌豆荚先氽烫，然后切斜段。油加热，炒葱、姜、蒜、辣椒，加入墨鱼，用大火拌炒，墨鱼变色就盛盘。把混合后的调料煮沸勾芡后，倒墨鱼、豌豆荚、辣椒拌匀即成。

养生功效：养血益阴，温胃通气，软化血管，降脂减重。

◆ 桑椹子护肤茶

食材：桑椹 30g，冰糖 10g。

制作方法：将桑椹与冰糖置于茶杯中，用沸水冲泡，每次反复冲泡 3～4 次，当茶频饮，一天一次。

养生功效：滋补肝肾，生津滑肠，乌发乌须。

6. 果亭寻芳

木瓜

木瓜又名木梨、光皮木瓜、铁脚梨、乳瓜等，素有"百益果王"之称，果肉厚实，软滑多汁，味道甜美，营养丰富。其味酸，性温，归肝、脾经，具有平肝和胃、消食驱虫、通乳丰胸、清热祛风、抗衰养颜、抗癌防癌、增强体质等功效，对胃炎、消化不良、肺热干咳、乳汁不通等均有疗效。木瓜既可以鲜食，也可以制成果干、蜜饯、果汁等食用。

香蕉

香蕉又名甘蕉、蕉果、蕉子等，为世界四大水果之一。果肉香甜软滑，营养丰富，味甘，性寒，归肺、大肠经。其具有清热解毒、解郁除烦、润肠通便、降压通脉、抑菌止痒的功效，对咽喉痛、便秘、痔疮、高血压等均有疗效，并且有一定的防癌功效，越成熟抗癌效能越高。香蕉皮外用，贴敷患处，对手足癣、体癣等引起的皮肤瘙痒症具有止痒、促使皮肤早愈的作用。

菠萝

菠萝又名凤梨、露兜子、番梨、黄梨等，是我国华南四大名果之一。果肉色泽鲜丽，味道清新，酸甜可口，味甘、微涩，性平，归脾、肾、膀胱经。菠萝具有健胃消食、补脾止泻、消肿利尿、抗炎的功效，适用于消化不良、肠炎、小便不利、支气管炎等病症。菠萝除了鲜食，也常制成罐头、蜜饯、果酱、糖果等食用。

梅子

梅子又名梅实、青梅、乌梅、酸梅、梅等，是一种亚热带水果，味甘、酸，性温，具有祛痰止吐、止渴调中、除热止痢的功效，适用于食欲不振、便秘、疲劳、宿醉等。梅子中的梅酸可以软化血管，具有防老抗衰的作用。

桑椹

桑椹又名桑实、乌桑、桑枣、桑椹子、桑果等。桑椹果味甘，性寒，归心、肝、肾经。鲜桑椹具有养血息风、补肝益肾、生津补液、降糖降脂、抗癌、利尿等功效，适用于失眠、便秘、头晕、耳聋、冠心病、风湿性关节炎等，持久服用可安神定志，聪耳明目，延缓衰老，为益寿佳果。

苹果

苹果又名平安果、柰子、平波、天然子等，味甘、酸，性凉、平，归肺、脾经，是世界四大水果之一，营养丰富，有"健康果"的美称。欧洲有句谚语："一天一个苹果，就可以远离医生。"苹果有生津润肺、除烦解暑、健胃消食、通便、去脂的功效，适用于高血压、高血脂、便秘、腹泻等。苹果可鲜食，也可以加工成果脯、果干、果酱、果汁等食用。

梨

梨又名快果、蜜父、玉乳、果宗、雪梨、香水梨、青梨等，果肉鲜嫩多汁，酸甜可口，有"天然矿泉水"之称。梨性凉，味甘、微酸，归肺、胃经。梨具有清热润肺、生津止渴、止咳化痰、润燥降火、解毒疮的功效，适用于热病伤津、肺热咳嗽、心烦口渴、噎膈反胃、大便燥结等。梨除了鲜食、榨汁、蒸、煎汤、熬膏外，还可以加工成梨脯、梨干、梨罐头等食用。

樱桃

樱桃又名朱樱、樱珠、朱果、含桃等，颜色艳丽，酸甜可口，营养丰富，味甘、酸，性温，归脾、肾经。樱桃"先百果而熟"，具有调中益气、健脾和胃、祛风除湿、透疹解毒、美容养颜、抗衰老的功效，适用于脾胃虚弱、消化不良、风湿身痛、冻伤、贫血等。樱桃的含铁量较高，是苹果、梨、橘子的 20 倍以上，对缺铁性贫血患者有益。樱桃还有"美容果"之称，常食樱桃可美容养颜，使皮肤红润、有光泽。

桃

桃又名桃实、寿桃、山桃、寿果等。桃肉淡黄，汁多味鲜，有"天下第一果"的美誉。桃性温，味甘、酸，归肝、大肠经。桃为"肺之果"，具有生津止渴、补中益气、润肠通便、止咳平喘、利尿消肿的功效，适用于肺病、虚劳喘嗽、便秘、水肿、缺铁性贫血等病症。桃仁还具有活血化瘀、润肠滑肠、止咳平喘的功效，适用于闭经、高血压、便秘、跌打损伤等。

草莓

草莓又名洋莓、地莓、红莓、地果、士多啤梨等，果肉红嫩多汁，芳香浓郁，酸甜爽口，富含丰富的维生素 C，比苹果、葡萄高 10 倍以上，有"水果皇后"的美称。草莓味甘、酸，性凉，归肺、脾、胃经，具有润肺化痰、生津止渴、健脾、利尿、解热的功效，适用于动脉硬化、冠心病、高血压、便秘、贫血等病症。

附：春季常用食材成分表（表 1）

表 1　春季常用食材成分表

食材	能量（kcal/100g）	营养成分
香椿	47	碳水化合物、维生素 A、维生素 C、铁、钙
豆腐	81	蛋白质、碳水化合物、钠、钙、维生素 E
蕨菜	42	蛋白质、碳水化合物、膳食纤维、铁、钙
枸杞子	258	枸杞多糖、β-胡萝卜素、维生素 E、硒

食材	能量（kcal/100g）	营养成分
鸡腿肉	167	蛋白质、脂肪、胆固醇、维生素A、钠、钙
山药	56	蛋白质、碳水化合物、维生素A、钠、钙
乳鸽	352	蛋白质、脂肪、胆固醇、维生素A、烟酸、钙
芫荽	33	碳水化合物、维生素A、维生素C、钠、钙
里脊	155	蛋白质、脂肪、胆固醇、维生素A、钠
莴笋	15	碳水化合物、维生素A、维生素C、钠、钙
豆豉	237	碳水化合物、蛋白质、维生素E、钙、膳食纤维
青椒	22	碳水化合物、维生素A、维生素C、膳食纤维、钙
鹅	251	蛋白质、脂肪、胆固醇、维生素A、烟酸
韭菜	25	碳水化合物、维生素A、维生素C、钙、钠
春笋	25	膳食纤维、碳水化合物、维生素A、钙、钠
蚌肉	71	蛋白质、维生素A、胆固醇、铁、钙
鲫鱼	108	蛋白质、维生素A、胆固醇、钠、钙
黑米	341	碳水化合物、膳食纤维、烟酸、钠、钙
大米	346	碳水化合物、烟酸、钠、钙、铁
芹菜	13	维生素A、维生素C、维生素E、钠、钙
菠菜	24	维生素A、维生素C、钠、钙、铁
玉米糁	326	膳食纤维、碳水化合物、钙、铁、烟酸
猪肝	129	蛋白质、维生素A、胆固醇、钠、铁
生菜	13	维生素A、维生素C、钠、钙、维生素E
荠菜	27	维生素A、维生素C、钠、钙、铁
黄豆	359	蛋白质、膳食纤维、碳水化合物、维生素A、钙
香菇	26	蛋白质、膳食纤维、碳水化合物、钙、钠
鸡胸肉	118	蛋白质、维生素A、钠、钙、胆固醇
小麦	338	蛋白质、膳食纤维、碳水化合物、钠、钙
龙眼肉	71	碳水化合物、维生素C、钙、钠、铁
大枣	298	碳水化合物、维生素A、维生素C、钙、钠
猪小排	278	蛋白质、维生素A、胆固醇、钙、钠

食材	能量（kcal/100g）	营养成分
糙米	348	蛋白质、碳水化合物、烟酸、钠、钙、
海虾	79	蛋白质、烟酸、维生素 E、钙、铁
干贝	264	蛋白质、胆固醇、维生素 A、钠、钙
冬菜	52	碳水化合物、维生素 A、维生素 E、钙、铁
金针菇	32	维生素 A、烟酸、钠、钙、维生素 C
丝瓜	20	蛋白质、碳水化合物、维生素 A、钙、维生素 C
芋头	79	碳水化合物、维生素 A、钠、钙、维生素 C
竹荪	155	碳水化合物、维生素 B_{12}、蛋白质、铁、膳食纤维
银鱼	105	蛋白质、胆固醇、钙、钠、脂肪
火腿	212	蛋白质、脂肪、维生素 A、钠、烟酸
鸡蛋	138	蛋白质、脂肪、维生素 A、钠、维生素 E
白果	355	蛋白质、碳水化合物、维生素 E、钙、钠
莲子	344	钠、钙、碳水化合物、烟酸、维生素 C
糯米	348	蛋白质、碳水化合物、烟酸、钙、烟酸
乌鸡	111	蛋白质、脂肪、烟酸、钠、胆固醇
薏苡仁	357	蛋白质、碳水化合物、钙、钠、铁
蘑菇	24	膳食纤维、碳水化合物、维生素 A、钙、烟酸
黄酒	66	维生素 B_{12}、钠、钙、铁
铁观音	304	蛋白质、碳水化合物、维生素 E、维生素 A、钙
砂仁	265	碳水化合物、维生素 E、维生素 A、钙、膳食纤维
陈皮	319	碳水化合物、维生素 E、维生素 A、钙、膳食纤维
党参	311	维生素 A、维生素 C、钙、膳食纤维、钾
栗子肉	185	碳水化合物、维生素 A、维生素 C、钙、钠
云苓	16	膳食纤维、钙、钠、碳水化合物、蛋白质
黄芪	286	蛋白质、叶酸、维生素 D、钙、钠
猪瘦肉	143	蛋白质、维生素 A、胆固醇、钙、钠
猴头菇	13	膳食纤维、钠、钙、维生素 C、维生素 E
桔梗	53	蛋白质、脂肪、膳食纤维、维生素 E、钠、钙、维生素 C

食材	能量（kcal/100g）	营养成分
荸荠	59	蛋白质、脂肪、碳水化合物、膳食纤维、维生素A、维生素B₁、维生素B₂、烟酸、维生素E、钠、钙、铁、维生素C
蜂蜜	321	蛋白质、脂肪、碳水化合物、维生素B₂、烟酸、钠、钙、铁、维生素C
面粉	362	蛋白质、脂肪、碳水化合物、膳食纤维、维生素B₁、维生素B₂、烟酸、维生素E、钠、钙、铁
葱	27	蛋白质、脂肪、碳水化合物
姜	46	蛋白质、脂肪、碳水化合物、膳食纤维、维生素A、维生素B₁、维生素B₂、烟酸、钠、钙、铁、维生素C
盐	0	钠、钙、铁
生抽酱油	41	蛋白质、脂肪、碳水化合物、膳食纤维、维生素B₁、维生素B₂、烟酸、钠、钙、铁
料酒	63	钠、钙
鸡精	195	蛋白质、脂肪、碳水化合物、膳食纤维、叶酸
火麻仁	570	蛋白质、脂肪、碳水化合物、膳食纤维、维生素B₁、烟酸、维生素E、核黄素、钠、钙、铁、镁、钾、锌、锰、磷、铜
南瓜	22	蛋白质、脂肪、碳水化合物
麒麟菜	32	蛋白质、脂肪、碳水化合物、膳食纤维、钠、钙、锌
山楂	98	蛋白质、脂肪、碳水化合物、维生素C
草决明	298	碳水化合物、膳食纤维、维生素A、维生素C、钙、铁、镁、钾、锌、锰、磷、铜
菊花	242	蛋白质、脂肪、碳水化合物、膳食纤维、烟酸、叶酸、泛酸、核黄素、钠、钙、铁、镁、钾、锌、锰、磷、铜、硒
香蕉	93	蛋白质、脂肪、碳水化合物
玫瑰花	275	蛋白质、脂肪、碳水化合物、膳食纤维、钠、钙、锌

食材	能量（kcal/100g）	营养成分
脆皮粉	355	蛋白质、脂肪、碳水化合物
菜籽油	899	脂肪、维生素 E、钠、钙、铁
酵母粉	397	蛋白质、脂肪、碳水化合物、膳食纤维、烟酸、核黄素、钠、钙、铁、镁、钾、锌、锰、磷、铜
花生油	899	脂肪、维生素 E、钠、钙、铁
馄饨皮	297	蛋白质、脂肪、碳水化合物
白胡椒粉	296	蛋白质、脂肪、碳水化合物、膳食纤维、烟酸、核黄素、叶酸、维生素 B_1、钠、钙、铁、镁、钾、锌、锰、磷、铜、硒
干淀粉	350	蛋白质、碳水化合物、膳食纤维、维生素 B_1、钠、钙、铁
白萝卜	16	蛋白质、脂肪、碳水化合物、膳食纤维、维生素 A、维生素 B_1、维生素 B_2、烟酸、维生素 E、钠、钙、铁、维生素 C
生晒参	322	蛋白质、脂肪、碳水化合物、膳食纤维、维生素 B_1、维生素 B_2、烟酸、叶酸、泛酸、铁、钙、钾、锌、维生素 C
香油	898	脂肪、碳水化合物、维生素 E、钠、钙、铁
燕麦粉	338	蛋白质、脂肪、碳水化合物、膳食纤维、维生素 B_1、维生素 B_2、烟酸、维生素 E、钠、钙、铁
黄豆芽	44	蛋白质、脂肪、碳水化合物、膳食纤维、维生素 A、维生素 B_1、维生素 B_2、烟酸、维生素 E、钠、钙、铁、维生素 C
白砂糖	400	碳水化合物、钠、钙、铁
甘蔗	64	蛋白质、碳水化合物、维生素 A、维生素 E、维生素 C、钠、钙
番茄	15	蛋白质、碳水化合物、维生素 A、钠、钙、维生素 E、维生素 C
银耳	261	蛋白质、脂肪、膳食纤维、碳水化合物、钠、钙
猪蹄	260	蛋白质、B 族维生素、维生素 E、钠、钙
核桃仁	654	蛋白质、膳食纤维、碳水化合物、维生素 E、钠、钙

食材	能量（kcal/100g）	营养成分
黑芝麻	559	蛋白质、脂肪、碳水化合物、维生素E、钙
橙子	47	碳水化合物、维生素A、钙、维生素C、钠
墨鱼	82	碳水化合物、蛋白质、钠、钙、维生素E
桑葚	49	蛋白质、碳水化合物、维生素E、钙、钠
木瓜	30	碳水化合物、维生素A、钠、钙、维生素C
菠萝	41	碳水化合物、维生素C、维生素A、钙、膳食纤维
梅子（脯）	308	碳水化合物、钙、钠、维生素E、维生素C、
苹果	52	碳水化合物、维生素E、钙、钠、膳食纤维
雪梨	46	维生素A、膳食纤维、碳水化合物、钙、钠
樱桃	46	维生素A、钙、维生素C、碳水化合物，钠
桃	48	碳水化合物、维生素C、钙、钠、维生素E
草莓	30	维生素C、钙、碳水化合物、维生素A、钠

二、夏之韵

（一）夏季药膳五法

法则一：《内经》本季节养生总则

夏季为人体阳气最旺盛之时，也是新陈代谢最旺盛的时期。这是顺应自然气候变化的结果。天气炎热，暑湿气重，人体自然喜凉爽，饮食上也多喜清淡、少油、不腻的食物，故夏季饮食宜甘寒、清淡。然贪图一时口欲之凉爽，过食生冷、寒凉之物，致使寒湿互结，损及脾阳胃气，导致泄泻、腹痛之症发生。尤其是老人及儿童，因老人的脾胃消化吸收能力已逐渐衰退，儿童的消化功能尚未健全，故应注意掌握适度原则。

法则二：季节易损脏腑和症状

夏季五脏通于心，在味为苦，苦味常有清热解毒、清心火作用，故常吃些苦苣、苦瓜、苦丁茶等苦味食品，能起到解热祛暑、醒脑提神、消除疲劳等作用，对中暑、胃肠道疾病有一定的预防作用。夏天心火旺而易致肺金、肾水虚衰，故应注意补养肺肾之阴，常用百合、生地黄、桑椹等药材。夏季酷热高温，湿热邪气易入侵人体，此时又喜冷饮，致使外湿入内，内外相合，水湿困脾，脾胃升降、运化功能产生障碍，则产生一系列疾病，故此时应选择淡渗利湿健脾之药膳，如白豆蔻、赤小豆、茯苓、玉米须等，助脾胃恢复正常功能，避免患病。

法则三：当摄食品性味

暑气炎热，汗出频繁，易致身体内的水分及电解质流失，故亦可常备性质清凉的流质及半流质类膳食，易被人体消化吸收，如薏米粥、酸梅汤、绿豆汤、菊花茶等，能够一定程度地帮助体内散发热量，补充身体中所需要的水分及营养元素。亦可加收敛固涩之药材，如五味子等，以防出汗太过，耗伤津气。中医养生学家发现，冬季常发的慢性病及一些阳虚阴盛的疾患，于夏季调养可使病情大幅好转，有"冬病夏治"一说，故在夏季的药膳选择上可依据冬季旧疾之症选择药材。

法则四：季节饮食宜忌

多食新鲜蔬菜瓜果等性凉清暑之品，如西瓜、西红柿、冬瓜、绿豆、白扁豆等，取其清热、解暑、利湿、养阴益气之功，能够有效地预防中暑。蔬菜中可加入一些蒜泥或食醋，不仅杀菌消毒，同时还能够有效地增强食欲及促进消化。

此外，这个季节是一年四季细菌滋生最为迅速的季节，肠道菌群的失调及外界入侵人体的病原微生物均会使机体发病，故日常饮食要避免食用隔夜食物，注意健康卫生。

法则五：季节养生的施膳原则

夏季药膳滋补与冬季滋补不同，厚味温补之品此时已不合时宜，如过食肥甘腻补之物，则热上加热，内生新火，耗伤阴津，引起其他疾病。夏季食欲减退，脾胃功能反应较为迟钝，又因暑热之邪易伤阴津，故此时应以清补为原则，所选药膳性质微凉或平和，以清火养阴，行开胃增食、健脾助运、平衡阴阳之功，如荔枝、梨、莲子、豆浆、甘蔗、鸡肉等清补之品。在盛夏季节，平时因阴虚而常服温补之品者，也应减服或停服，以免引起身体不适。

（二）夏季药膳六宝

1. 菜阁呈英

◆ 苦瓜煎蛋

食材：苦瓜 1 根，鸡蛋 3 个，红椒 1 个，盐、油各适量。

制作方法：苦瓜去除里面的籽，切薄片，放一勺盐，抓拌均匀，逼出苦味，然后用清水清洗两遍，控干水分后加 3 个鸡蛋、适量红椒配色，放半勺盐，搅匀；锅中倒油，倒入苦瓜蛋液，小火煎至两面金黄即可。

养生功效：除邪热，解劳乏，清心明目。

◆ 八宝菠菜

食材： 熟猪肉 20g，五香豆腐干 20g，菠菜 500g，炒花生米 30g，净虾皮、生姜、精盐、味精、醋、葱、麻油各适量。

制作方法： 把菠菜择洗干净，连根投进沸水锅里，翻一个身后捞出沥水，稍冷，理齐后切成碎末，放进盘里；把炒花生米去皮，碾成小粒；把生姜、葱、熟猪肉、五香豆腐干都切成碎末，再与菠菜末、虾皮、炒花生米粒等一同拌匀，添加味精、精盐、麻油、醋，拌匀即可。

养生功效： 敛阴润燥，通利肠胃。

◆ 荷瓜肉

食材： 猪瘦肉 120g，苦瓜 250g，鲜荷叶 30g。

制作方法： 将苦瓜洗净、去瓤、切块；鲜荷叶洗净，切小片；瘦猪肉洗净；把全部用料一起放入锅内，加清水适量，大火煮沸后，小火煮 3 小时，调味即可。随量饮汤食肉。

养生功效： 清热解暑。

◆ 玉竹焖猪心

食材：玉竹 50g，猪心 1 个（约 250g）。

制作方法：玉竹切段放入砂锅，加水煎取药液；猪心剖开洗净，切片即可，放入锅中与药液同煮，调味。

养生功效：养阴生津，补心宁神。

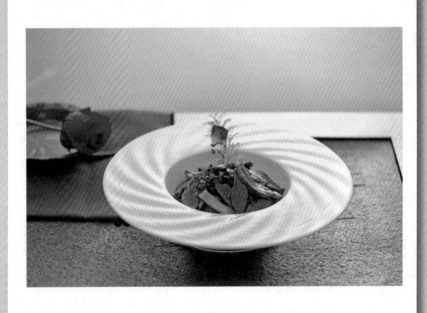

◆ 解暑酱包兔

食材：兔肉 200g，佩兰叶 6g，甜面酱 12g，鸡蛋 1 枚，葱、姜、食盐、酱油、白糖、黄酒、生粉、猪油、麻油、白汤各适量。

制作方法：兔肉切成长 6cm、宽 3cm 的薄片，佩兰叶加水煎汁，备用；兔肉片放入碗内，加生粉、食盐拌匀，再加药汁，搅拌至兔肉片吸足水分，然后加鸡蛋搅拌，使蛋汁均匀地黏附在兔肉片上；锅烧热，放猪油，烧至五成热时放入挂有全蛋淀粉糊的兔肉片，用筷子迅速搅散，避免相互粘连，至肉片断红时，取出沥去油；锅烧热，用凉油滑锅后放猪油，烧至五成热时，放甜面酱、葱花、姜炒至酱细腻无颗粒、起香味时，放黄酒、白糖、酱油与白汤炒拌成糊状，然后放肉片拌匀，沿锅边淋上少许猪油，翻炒至面酱包牢兔肉，淋上麻油，出锅装盘即成。

养生功效：解暑，益气，化湿。

　　食材：青扁豆200g，腊肉100g，盐、糖、料酒、姜、蒜、鸡精各适量。

　　制作方法：扁豆去茎，洗净，腊肉切片；锅里油热，放下姜、蒜爆香；放下腊肉，加些料酒煸至转色；放下青扁豆煸炒，待扁豆有些发蔫，加些清水，加些糖，煸匀，煮8分钟，加点盐煮1分钟，加鸡精煸匀即可。

　　养生功效：清暑养胃，健脾止泻。

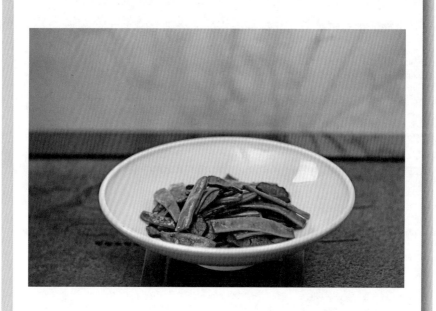

◆ 凉拌芹菜蜇皮

食材：芹菜 500g，水发海蜇皮 150g，虾仁 30g，盐、味精、醋、白糖各适量。

制作方法：芹菜去叶，除粗筋后切成段，在开水中烫一下，沥干水分；海皮切丝；虾仁洗净；然后把芹菜、海蜇丝、虾仁一起拌匀，加白糖、盐、醋、味精拌匀即成。

养生功效：清热解毒，软坚散结。

◆ 虾仁炒黄瓜

食材：青虾 100g，黄瓜 1 根，葱 1 棵，盐少许，蛋清、藕粉、油各适量。

制作方法：黄瓜切块，藕粉、蛋清加入青虾充分混合，将虾仁炒至鲜红，黄瓜、葱另炒至变青时，加入鸡汤，藕粉、虾仁勾芡，调味即成。

养生功效：清热利水，润肠通便。

食材：莲子15g，鲜荷叶1张，湖鸭鸭胸300g，干香菇25g，食盐、鸡粉、蚝油、花雕酒、香葱、姜、绵白糖、胡椒粉、香油、生粉各适量。

制作方法：莲子用清水浸泡20分钟，去心，蒸熟；鲜荷叶洗净备用；鸭胸切成3cm见方的块，加花雕酒、食盐、胡椒粉、绵白糖、蚝油、生粉、葱、姜腌制入味；干香菇温水泡发洗净，改刀成块，与腌制好的鸭肉、莲子拌均，用鲜荷叶包裹封严，入蒸箱蒸40分钟，蒸至鸭肉软烂即可。

养生功效：清热养阴。

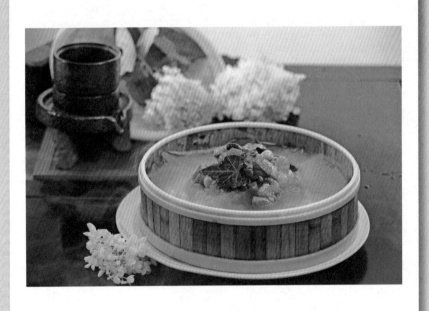

◆ 玉竹鱼球

食材：生鱼肉（海鱼或草鱼均可）200g，玉兰花瓣 15 个，鸡蛋 5 个，味精、料酒、香油及盐各适量。

制作方法：将鱼肉去刺切碎，玉兰花瓣切成丝或末，二者混拌成泥；取 5 个鸡蛋清，用筷子搅拌均匀，蛋清放入少许香油、料酒、味精及盐，然后将鱼肉玉兰泥做成数个小球状，放入配好的蛋清中蘸匀，捞出后码在盘子中央；另取玉兰花瓣数片，围绕盘子四周分别贴在鱼盘外沿，最后将整盘玉兰鱼球放在开锅的蒸屉上蒸 5 分钟，即可食。

养生功效：滋阴养血。

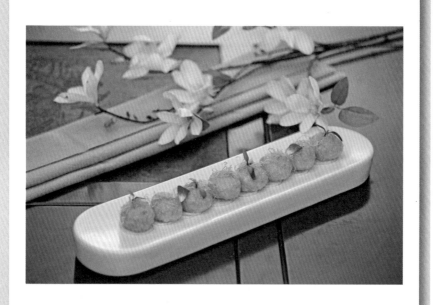

2.粥坊养精

◆ 红薯糯米甜粥

食材：红薯 100g，大米 100g，清水 1000mL，冰糖适量。

制作方法：洗净红薯去皮切丁备用；锅中加水烧开，加入红薯丁和大米，大火煮沸后转小火煮约 30 分钟，至食材软烂；加入冰糖煮至溶化即可。

养生功效：健脾开胃。

◆ 牛奶粥

食材：大米 100g，牛奶 200mL，清水 800mL，白糖适量。

制作方法：将大米洗净放入锅中，加入清水，煮至半熟；再加牛奶，煮至黏稠即可，食用前加入少许白糖调味即可。

养生功效：安神助眠。

◆ 陈皮大米粥

食材：大米 100g，陈皮 5g，清水 1000mL。

制作方法：锅中加水烧开，放入洗净的陈皮、大米，煮开后转小火煮约 30 分钟即可。

养生功效：开胃消食，清热化痰。

◆ 菱角薏米粥

食材：菱角 100g，薏苡仁 100g，清水 1000mL，冰糖适量。

制作方法：薏苡仁洗净，提前用水浸泡约 2 小时；菱角去皮切丁备用；锅中加水，放入泡好的薏苡仁，大火烧开后转小火煮约 30 分钟；加入菱角丁，煮约 10 分钟，加入适量冰糖调味即可。

养生功效：健脾益气。

◆ 蚕豆枸杞粥

食材：大米 100g，鲜蚕豆 80g，枸杞子适量。

制作方法：锅中加水烧开，放入洗净的大米，大火煮沸转小火煮约 15 分钟；加入蚕豆，继续煮约 10 分钟至食材熟透；出锅前加入枸杞子搅拌均匀即可。

养生功效：健脾开胃。

◆ 荷叶藿香薏米粥

食材：鲜荷叶 1 张，藿香 10g，薏苡仁 100g，清水 1500mL。

制作方法：薏苡仁洗净，提前用水浸泡约 2 小时；鲜荷叶洗净切条备用；锅中加水，放入洗净的荷叶、藿香，煮约 10 分钟，过滤药汁；另起锅加入药汁，放入泡好的薏苡仁，煮约 40 分钟至熟透即可。

养生功效：清暑益气，健脾祛湿。

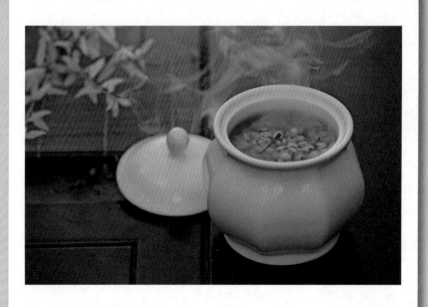

◆ 白果莲子粥

食材：白果 20g，新鲜莲子 50g，大米 100g，清水 1000mL，冰糖适量。

制作方法：新鲜莲子去心备用；白果去皮去心备用；锅中加水烧开，加入洗净的白果、大米、莲子，大火煮开后转中小火煮约 30 分钟，直至食材软烂；加入适当冰糖调味即可出锅。

养生功效：清热润肺，益气养阴。

◆ 绿豆百合粥

食材：绿豆 100g，鲜百合 50g，清水 1000mL，冰糖适量。

制作方法：绿豆、鲜百合洗净备用；锅中加水，放入绿豆，大火煮开后转小火煮约 30 分钟；放入鲜百合，继续煮约 15 分钟，直至食材熟透；出锅前加入适量冰糖调味即可。

养生功效：消暑解渴，清热安神。

◆ 鹌鹑红豆粥

食材： 鹌鹑 1 只，红豆 50g，大米 50g，生姜、料酒、盐各适量，清水 1000mL。

制作方法： 宰杀好的鹌鹑去毛及内脏，洗净切块，加入生姜及料酒腌制约 1 小时；锅中加水烧开，放入鹌鹑焯水后捞出；锅中加水烧开，放入焯水的鹌鹑及红豆，煮约 40 分钟；加入洗净的大米，继续煮约 20 分钟，直至红豆开花、米粥黏稠，加入适量盐调味即可出锅。

养生功效： 健脾益气，利水除湿。

◆ 杂豆粥

食材： 黑豆、红豆、绿豆、眉豆、白扁豆、花生、黑米各50g，清水 1500mL，冰糖适量。

制作方法： 将黑豆、红豆、绿豆、眉豆、白扁豆、黑米洗净，加水浸泡约 1 小时；砂锅中加水烧开，放入浸泡好的食材，大火煮开后转小火煮约 40 分钟；加入花生继续煮制约 10 分钟，出锅前加入适量冰糖调味即可。

养生功效： 清热消暑，补气敛汗。

3. 汤轩益胃

◆ 小麦百合炖猪心

食材：小麦 20g，百合 25g，猪心 1 个，猪瘦肉 100g，食盐适量，生姜 3 片，冷开水 1000mL。

制作方法：小麦、百合洗净，稍浸泡；猪心洗净，不用切；猪瘦肉洗净，切块；所有主料与生姜一起放进汤锅内，加入冷开水，加盖隔水炖 3 小时即可，进食时加入食盐。

养生功效：养心健脾，除烦止渴。

◆ 酸笋鱼尾汤

食材：酸笋 80 ～ 100g，鲩鱼尾 1 条（350 ～ 400g），香菜 1 ～ 2 棵，食盐、花生油各适量，小葱 2 棵，生姜 2 ～ 5 片，清水 1250mL。

制作方法：酸笋洗净，切小片；香菜、小葱洗净，切段；鲩鱼尾洗净，加入少量食盐腌制 15 分钟；锅内注入花生油，烧热，加入生姜和鲩鱼尾，煎至鲩鱼尾两面微黄，加入清水，武火煮沸；加入酸笋片，煮约 5 分钟，改为文火再煮 15 分钟，调入食盐，加香菜段、小葱段即可。

养生功效：醒脾开胃，解热除烦。

食材： 西瓜半个，鸡肉 250g，草菇 200g，火腿粒 2 汤匙，青豆 100g，生抽、生粉、花生油、食盐各适量，生姜 3 片，清水 1500mL。

制作方法： 西瓜去子、去皮，分红肉、白肉，切为粒状；草菇洗净；青豆放入滚水中煮 5 分钟，捞出过凉水；鸡肉洗净，切粒，用生粉、生抽、花生油腌制 10 分钟。锅中加花生油烧热，爆香生姜；加入清水，放入西瓜白肉粒，煲沸，改为文火煲 10 分钟，加入鸡肉粒、草菇、火腿粒；再放入西瓜红肉粒、青豆，再煲沸，调入食盐即可。

养生功效： 解暑除烦，补益虚损。

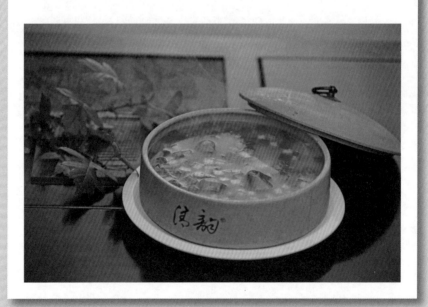

◆ 莲子百合鲍鱼汤

食材：莲子、百合各 80g，猪瘦肉 450g，鲍鱼 300g，小葱 1根，食盐、花生油各适量，生姜 3 片，清水 3000mL。

制作方法：莲子、百合洗净，用清水浸泡 1 小时；鲍鱼和猪瘦肉分别洗净，猪瘦肉不用切块；锅内加入适量清水烧沸，下小葱和 1 片生姜，稍煮一会，下入鲍鱼和猪瘦肉，慢火煮 3 分钟，取出洗净；汤锅内加入清水，武火煲沸，放入鲍鱼、猪瘦肉、百合，另加 2 片生姜，水沸后改文火煲 2 个小时；加入莲子，再煲 1 小时，调入食盐和花生油即可。

养生功效：健脾养心，滋阴益气。

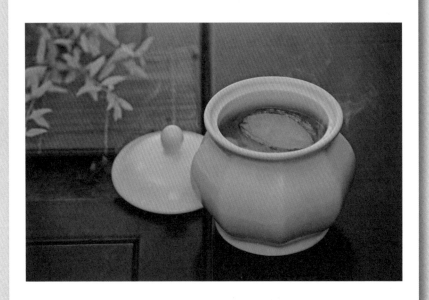

◆ 四果炖鸡汤

食材：苹果、雪梨、木瓜（半熟）各1个，无花果、猴头菇各50g，鸡1只，猪瘦肉150g，食盐适量，生姜3片，冷开水1800mL。

制作方法：将苹果、雪梨、木瓜洗净，去皮，切块；无花果、猴头菇洗净；猪瘦肉洗净，切块；鸡去尾部，洗净，切块；所有主料与生姜一起放入汤锅，加入冷开水，加盖隔水炖2.5小时即可，食用时调入食盐。

养生功效：健肝养脾，清热祛湿。

◆ 干贝丝瓜汤

食材：干贝50g，丝瓜500g，食盐、香油各适量，生姜3片，清水1250mL。

制作方法：干贝用清水浸泡片刻，撕为丝状；丝瓜去皮，切滚刀块；在锅内加入清水和生姜，武火滚沸；放入干贝丝，改为中火炖约10分钟；放入丝瓜块，煮至刚熟，用食盐、香油调味即可。

养生功效：解热清润，养阴生津。

◆ 麦冬沙参煲水鸭

食材：麦冬 25g，沙参 30g，水鸭 1 只，食盐适量，生姜 3 片，清水 2500mL。

制作方法：各药材洗净，用清水浸泡片刻；水鸭切块，置沸水中稍煮片刻，再洗净；所有主料与生姜一起放入汤锅内，加入清水，武火煲沸，改为文火煲 2 小时，调入食盐即可。

养生功效：除烦止渴，益气生津。

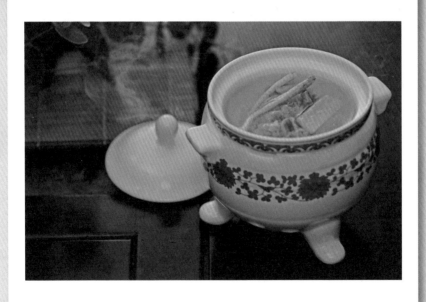

◆ 鲶鱼黑豆汤

食材：鲶鱼 2～3 条（约 250g），黑豆 60g，猪瘦肉 100g，陈皮 1 片，黑芝麻少许，食盐、食用油各适量，生姜 3 片，清水 2500mL。

制作方法：黑豆、黑芝麻洗净，用清水浸泡片刻；陈皮洗净，用清水浸泡片刻，去瓤；鲶鱼去除鱼鳃和内脏，洗净；猪瘦肉洗净，整块不用切；锅中注入食用油烧热，将鲶鱼用慢火煎至两面微黄；将所有主料与生姜一起放入汤锅中，加入清水，武火煮沸，改为文火煲 2.5 小时，调入食盐即可。

养生功效：调胃理气，养阴止汗。

国医四季养生福祉药膳

◆ 三参保心汤

食材：丹参 5g，太子参 3g，西洋参 5g，猪瘦肉 200g，食盐适量，生姜 2 片。

制作方法：各中药材洗净，用清水浸泡片刻；猪瘦肉洗净，切块；所有主料与生姜一起放入汤锅内，加入清水，武火煲沸；再改为文火煲 1.5 小时，调入食盐即可。

养生功效：滋阴健脾，活血养心。

◆ 铁观音茶鲜鸡汤

食材：铁观音茶叶 20g，鲜鸡半只，猪瘦肉 100g，食盐适量，生姜 3 片，开水 1500mL。

制作方法：用开水反复冲泡铁观音，泡出约 1250mL 茶水；铁观音茶叶用纱布包扎好；鲜鸡去脏杂、尾部，洗净；猪瘦肉洗净，切块；铁观音茶叶包、鲜鸡、瘦肉块和茶水一起放入汤锅，加盖隔水炖 2.5 小时，进食时调入食盐即可。

养生功效：益气补虚，清心利尿。

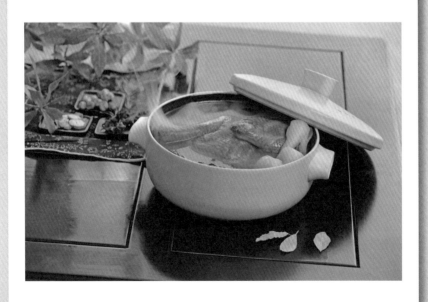

4. 茶点留香

◆ 脆衣香蕉

食材：西瓜皮300g，香蕉200g，蜂蜜适量。

制作方法：将西瓜皮洗净，去最外层绿色硬皮，取白色皮切块，备用；将香蕉去皮，切小段，备用；将西瓜皮块与香蕉段用牙签穿串，上屉蒸10分钟后，摆盘，淋上蜂蜜，即可食用。

养生功效：清热利尿，通便降压。

◆ 蚕豆馄饨

食材：鲜蚕豆300g，竹笋300g，腌雪菜150g，馄饨皮300g，榨菜、紫菜、白砂糖、盐、菜籽油、生抽酱油、鸡精各适量。

制作方法：将竹笋切片，鲜蚕豆去皮后，加沸水中焯熟，切碎，备用；腌雪菜、榨菜切碎，备用；将蚕豆末、竹笋末、雪菜末，加适量白砂糖、生抽酱油、味精、菜籽油搅拌均匀，做成蚕豆竹笋馅。取馄饨皮包蚕豆竹笋馅，做成馄饨，下锅煮熟。在锅内倒入适量清水，加盐、菜籽油、紫菜、榨菜末、鸡精制作鲜汤，将馄饨放入，即可食用。

养生功效：清热凉血，消肿化瘀。

◆ 糯米藕圆子

食材：水发糯米 300g，猪肉 100g，莲藕 50g，蒜、姜、盐、白胡椒粉、生抽酱油、料酒、生粉、芝麻香油、菜籽油各适量。

制作方法：莲藕洗净，去皮，切碎备用；猪肉洗净，剁成馅末，备用；葱洗净，切成碎末，蒜剥皮，切成碎末，备用；将莲藕末、肉馅、蒜姜末和适量盐搅拌均匀，撒上白胡椒粉，淋上料酒、生抽酱油，加入芝麻香油、菜籽油，倒入生粉，搅匀，至肉起劲；将馅料做成数个小丸子，滚上糯米，制成圆子生胚，上笼屉，用大火蒸 30 分钟，装盘，即可食用。

养生功效：健脾和胃，益气补血。

◆ 玫瑰虾饼

食材：鲜虾 500g，藕粉 50g，玫瑰酒 50mL，葱、姜、盐、菜籽油各适量。

制作方法：将鲜虾洗净，剥壳，去除虾线，留取虾仁，将中等体积虾仁留出备用，其余放入料理机搅打成泥，备用；葱、姜洗净，切成碎末，备用；将藕粉、葱姜末、盐用清水调匀，放入虾泥、玫瑰酒，再次搅匀，摊成薄饼，饼面上放上备用的中等体积虾仁，制成虾饼胚；将菜籽油烧至七成热后，把饼胚下入油锅中，用小火煎至一面金黄，装盘，即可食用。

养生功效：凉血开胃，补虚健体。

◆ 桂圆怀山药糕

食材：怀山药粉 500g，面粉 100g，龙眼肉 50g，熟莲子 25g，青梅 25g，瓜子仁 30g，京糕 30g，蛋糕 50g，白砂糖、蜂蜜、水淀粉、樱桃各适量。

制作方法：将部分蛋糕切成菱形片备用，剩余蛋糕切丁备用；青梅切成柳叶片备用；京糕切成丝备用；将山药粉、面粉加适量清水揉成面团，压成圆饼，均匀撒上莲子、龙眼肉、瓜子仁、樱桃、青梅片，再放上切好的蛋糕片，用绵纸盖严，上锅蒸熟；将蜂蜜、白砂糖加适量清水熬化，用水淀粉勾芡做成蜂蜜糖汁；在蒸熟的圆饼上，均匀撒上京糕丝、蛋糕丁、蜂蜜糖汁，即可食用。

养生功效：健脾和胃，养心安神。

◆ 茯苓红豆包子

食材：茯苓 80g，红豆 200g，面粉 500g，酵母粉、白砂糖各适量。

制作方法：茯苓焙干研成粉末，备用；红豆洗净，焙干研成粉末，备用；将茯苓粉、红豆粉、白砂糖搅拌均匀，上屉蒸熟，做成馅料；将面粉加适量酵母粉、清水，和成面团，等待 60 分钟左右，待面团发酵后，加食用碱终止发酵，将面团搓成长条后切出剂子，擀成圆皮，包入馅料做成包子，放入蒸笼中，大火蒸 15 分钟，即可食用。

养生功效：健脾除湿，利水消肿。

◆ 益脾饼

食材：白术 50g，鸡内金 30g，大枣 200g，面粉 500g，姜、盐各适量。

制作方法：鸡内金、白术焙干，研粉，备用；姜洗净，切片备用；将大枣、姜片放入锅中，加适量清水，大火煮沸后小火煎煮 1 小时，捞出大枣，去皮、核，把枣肉搅拌成泥；将面粉、鸡内金粉、白术粉搅拌混合均匀后，加入枣泥、适量清水和盐，和面成团，然后将面团分成若干小团，擀成薄饼，用小火烙熟，即可食用。

养生功效：开胃消食，温中健脾。

◆ 茯神饼

食材：茯神 30g，鸡蛋 2 个，面粉 200g，山楂 60g，冰糖、盐、菜籽油各适量。

制作方法：茯神焙干，研成细粉，备用；将山楂洗净，去皮、核，放入料理机中，加少量清水，搅打成糊，倒入锅中，加适量冰糖、清水，大火煮开，小火熬煮 15 分钟，制成山楂酱；在面粉中打入鸡蛋，加入适量清水、盐和茯神粉，搅拌均匀制成饼浆；将少量菜籽油倒入平底锅中，烧至五成热后改小火，倒入饼浆，摊匀，双面煎至金黄色后取出，将山楂酱涂抹在饼的一侧，把饼皮对折，切块装盘，即可食用。

养生功效：养心安神，消食开胃。

◆ 豆沙西红柿饼

食材：西红柿 500g，红豆沙 250g，鸡蛋 2 个，面粉 50g，菜籽油适量。

制作方法：将西红柿洗净，去蒂后，挖去中间的籽，在其中间嵌入红豆沙，用面粉糊口，备用；鸡蛋去黄取鸡蛋清，备用；在碗中加入剩余面粉、蛋清及适量清水，搅拌成蛋清糊后，放入西红柿挂浆；在锅内放入菜籽油烧七成热，放入已挂浆的西红柿，炸至金黄色后，捞出装盘，即可食用。

养生功效：健脾消食，补血生津。

◆ 玫瑰红枣糕

食材：大枣 50g，核桃仁 30g，玫瑰花瓣 10g，红薯 100g，冬瓜 20g，荸荠 100g，鸡蛋 2 个，白砂糖、菜籽油各适量。

制作方法：冬瓜洗净，去皮，切丁备用；荸荠洗净，去皮，切丁备用；鸡蛋打碎后，搅拌均匀做成蛋液，备用；红薯洗净、去皮，切块，备用；将大枣烘烤至枣皮发黑后，放入冷水浸泡 5 分钟，去皮、核，备用；将大枣和红薯放入料理机中搅拌成泥；将菜籽油烧至七成热后，加入核桃仁，炸熟后，捞出沥干，切丁；将红薯大枣泥、核桃仁、冬瓜丁、蛋液、荸荠丁、玫瑰花瓣、白砂糖、菜籽油拌匀，做成玫瑰枣泥，上蒸屉，大火蒸 15 分钟，装盘后撒上白砂糖，即可食用。

养生功效：益气生津，健脾和胃，养血补虚。

5. 饮斋生津

◆ 橘叶红糖浆

食材：鲜橘树叶 1500g，红糖 500g，清水 1500mL。

制作方法：先将鲜橘叶洗净放入砂锅，加水后旺火煮沸约 20 分钟过滤取汁；然后加入红糖，改文火熬至汁呈浓稠状即成；放凉装瓶备用，一天三次，每次服约 20mL，连服 10 天。

养生功效：宣肺止咳，生津润喉。

◆ 烧仙草

食材：凉粉 50g，葡萄干 10g，酸梅 10g，牛奶 100mL，红豆 10g，炼乳适量。

制作方法：在容器中倒入凉粉、白糖，再倒入适量清水，搅拌均匀，然后将拌好的食材倒入锅中，大火烧开，再倒入碗中放凉；接着将凉粉切成小块，放入碗中，再倒入 100mL 牛奶搅拌均匀，撒上葡萄干、酸梅、红豆，最后挤上炼乳即可。

养生功效：清热降火，美容养颜。

◆ 百合枇杷甜润饮

食材：百合、枇杷各 30g，莲藕 100g，白糖适量。

制作方法：百合洗净，用清水浸泡片刻；枇杷去皮、核，洗净；莲藕去皮，去节，洗净；将所有主料一起放进砂锅内，加入清水 1500mL（约 6 碗水量），用武火煮沸后，改为文火，至莲藕变软，加入白糖调味即可。

养生功效：清咽润喉。

◆ 鲜梨椰菜汁

食材：花椰菜 200g，鲜梨适量。

制作方法：花椰菜切碎，鲜梨去皮及核，切成小块，两者一同绞汁。分 1～2 次，1 日服完。

养生功效：防治感冒，生津止渴。

◆ 银花蜜饮

食材：金银花 30g，蜂蜜适量。

制作方法：金银花水煎 2 次，每次用水 300mL，煎半个小时，两次混合，取汁调入蜂蜜。1 日分 3 次服完。

养生功效：疏风清热，化痰止咳，滋阴润燥。

◆ 黑芝麻饮

食材：黑芝麻 20g，枸杞子 20g，何首乌 15g，菊花 10g，冰糖 5g。

制作方法：将黑芝麻拣净，洗净枸杞子、菊花、何首乌，同放砂锅中，加清水，文火炖 40 分钟，加冰糖，再炖 20 分钟。每日清晨服 1 次。

养生功效：补血填精，滋补肝肾。

◆ 麦冬山楂饮

食材：山楂、麦冬各 20g。

制作方法：山楂、麦冬加水 500mL，水煎至 250mL。分 2 次服用。

养生功效：滋阴润燥，消食化积。

◆ 生姜韭菜汁

食材：鲜生姜 200g，韭菜 200g，白糖适量。

制作方法：将韭菜、鲜生姜洗净，切碎，捣烂取汁，加入白糖调匀服食。

养生功效：理气降逆，和中止呕。

◆ 芦根冰糖饮

食材： 鲜芦根 120g，竹茹 20g，冰糖 40g。

制作方法： 将鲜芦根、竹茹洗净，与冰糖同放入炖盅内，加清水适量，隔水中火炖 1 小时，弃渣，代茶饮。

养生功效： 清热生津，宣肺和胃，除烦止呕。

◆ 消脂麦麸茶

食材： 麦麸 200g，豆粒外皮 20g，柏子仁 20g，松子仁 20g，蜂蜜适量。

制作方法： 将麦麸、豆粒外皮、柏子仁、松子仁混合炒熟至发出香味后，研为细粉，放入瓷罐内收藏；用时取一匙，用沸水冲好，加蜂蜜调匀即可。当茶饮，每日 1～2 次。

养生功效： 降胆固醇。

6. 果亭寻芳

芒果

芒果又名庵罗果、闷果、香盖、檬果、望果等，被誉为"热带水果之王"，果肉芳香多汁，富含维生素A，味甘、酸，性凉，归肺、脾、胃经。芒果具有益胃止呕、生津止渴、通经利尿、明目美肤的功效，适用于眩晕、慢性胃炎、消化不良、恶心欲吐、动脉硬化、高血压、少尿便秘等病症。此外，芒果所含芒果酮酸等还具有防癌抗癌的作用。

荔枝

荔枝又名丹荔、火山荔、丽枝、荔支等，果肉浆汁香甜，口感软韧，味甘、酸，性温，归心、脾、肝经。荔枝具有补脾益肝、理气补血、补心安神、温中止痛、行气消肿的功效，适用于失眠健忘、心悸、烦渴、呃逆等病症。荔枝含钾丰富，可预防高血压。但是注意一次不能多食，否则易引起体内糖代谢紊乱，即"荔枝病"。

椰子

椰子又名胥余、胥椰、越子头、越王头等，是热带水果之宝。戳破椰子芽眼即可饮用甘甜的椰汁。椰汁是极好的清凉解渴之品，味甘，归肺、胃经。椰肉味甘，性平，归胃、肺经。椰肉除鲜食外，还可制成椰肉丝，是制作高级糕点、糖果等的重要馅料。椰汁、椰肉具有补益强壮、益气清暑、杀虫消疳、清热生津的功效，适用于暑热烦渴、绦虫、姜片虫、体癣、小儿疳积、吐泻伤津等病症。

橄榄

橄榄又名青果、忠果、谏果、余甘等，其味先涩后甘，初食酸涩，久嚼清香，味甘、酸、涩，性平，归脾、肺、胃经。橄榄可生食或绞汁服，也可煎汤入药，具有清热利咽、生津止渴、醒酒解毒的功效，适用于咽喉肿痛、烦渴、咳嗽吐血、细菌性痢疾，还解河豚毒和酒毒。

龙眼

龙眼又名桂圆、亚荔枝、元肉、益智等，果肉鲜嫩，汁多甘甜，味甘，性温，归心、脾经。龙眼具有补益心脾、养血安神、壮阳益气的功效，适用于失眠健忘、脾虚气弱、贫血萎黄、食少体倦、产后血亏等。龙眼除鲜食外，还可制成龙眼干、龙眼膏、龙眼罐头等食用。

杏

杏又名甜梅、杏实、叭达杏、甜杏仁，果肉酸甜多汁，入口绵软，味酸、甘，性温，归肝、心、肾经。杏具有生津止渴、润肠补肺、保护视力、抗癌防癌的功效，适用于咽干烦渴、慢性支气管炎、肺癌、鼻咽癌、乳腺癌患者及放化疗者。杏除鲜食外，还可制成杏脯、杏果酒、杏酱、杏蜜、杏干等食用。

柠檬

柠檬又名柠果、洋柠檬、益母果、宜母子、黎檬等。柠檬汁多肉脆，气味芳香，味甘、酸，性微热，归肺、胃经。柠檬具有生津止渴、健脾开胃、止咳化痰、安胎止呕、祛斑美白的功效，适用于暑热烦渴，妊娠食少、呕吐，胎动不安，肾结石，维生素 C 缺乏者。

西瓜

西瓜又名夏瓜、寒瓜、水瓜，味甜多汁，清凉可口，为消暑佳果。西瓜果肉味甘，性寒，归心、胃、膀胱经，具有清热解暑、除烦止渴、利水消肿、美容养颜的功效，适用于暑热烦渴、小便赤黄、高血压、动脉硬化、肾炎、膀胱炎、胆囊炎、浮肿、宿醉等。但需注意，西瓜性寒，一次不宜吃太多。

莲子

莲子又名莲宝、莲米、藕实、莲蓬子、水芝丹等，味甘、涩，性平，入心、脾、肾经。莲子具有养心安神、益肾涩精、补脾止泻、补虚强身的功效，适宜于夜寐多梦、遗精、脾虚泄泻、久痢、崩漏、带下、久病、妇女产后或老年体虚者。莲子可炒熟食用，也可煮粥，煎汤等食用。

甜瓜

甜瓜又名甘瓜、香瓜、果瓜等，是夏令消暑瓜果，果肉甘脆多汁，味甘，性寒，归心、肺、胃、大肠经。甜瓜具有清热解暑、止渴利尿的功效，适用于暑热烦渴、二便不利、水肿等病症。甜瓜以鲜食为主，也可制成瓜脯、瓜汁、瓜干等食用。

附：夏季常用食材成分表（表2）

表2　夏季常用食材成分表

食材	能量（kcal/100g）	营养成分
苦瓜	19	维生素A、维生素C、钠、钙、碳水化合物
兔肉	102	蛋白质、脂肪、胆固醇、维生素A、烟酸
海蜇皮	33	钠、钙、碳水化合物、胆固醇、铁
扁豆	283	蛋白质、碳水化合物、维生素A、钙、铁
腊肉	498	蛋白质、脂肪、胆固醇、烟酸、钠
黄瓜	15	维生素A、维生素C、碳水化合物、钠、钙
水鸭	461	蛋白质、脂肪、维生素A、胆固醇、钠
草鱼	112	蛋白质、脂肪、胆固醇、维生素A、钠
红薯	99	维生素A、碳水化合物、维生素C、钠、钙
牛奶	54	钙、维生素A、钠、蛋白质、碳水化合物
蚕豆	335	碳水化合物、蛋白质、维生素A、钙、铁
绿豆	316	蛋白质、碳水化合物、维生素A、钙、维生素E

食材	能量（kcal/100g）	营养成分
鲜百合	162	蛋白质、碳水化合物、钠、钙、维生素 C
鹌鹑	110	蛋白质、维生素 A、烟酸、钠、钙
红小豆	324	蛋白质、膳食纤维、碳水化合物、钙、维生素 E
黑豆	381	蛋白质、脂肪、碳水化合物、维生素 E、钙
眉豆	334	蛋白质、碳水化合物、维生素 E、钠、钙
花生	313	烟酸、维生素 C、蛋白质、钙、膳食纤维
西瓜	25	碳水化合物、维生素 A、钙、维生素 C、钠
草菇	27	碳水化合物、钠、钙、铁、膳食纤维
青豆	373	蛋白质、碳水化合物、维生素 E、钠、维生素 A
猪心	119	蛋白质、脂、维生素 A、钠、胆固醇
酸笋	51	蛋白质、碳水化合物、膳食纤维、脂肪、钠
鲩鱼	113	蛋白质、脂肪、钙、铁、维生素 B_1
无花果	59	膳食纤维、碳水化合物、维生素 A、钙、钠
鲍鱼	84	蛋白质、碳水化合物、维生素 A、胆固醇、钠
鲶鱼	146	蛋白质、胆固醇、维生素 A、钙、钠
麦冬	359	膳食纤维、钙、钠、碳水化合物、蛋白质
沙参	82	膳食纤维、钙、碳水化合物、烟酸、维生素 A、
丹参	282	铁、钙、维生素 E
太子参	324	棕榈酸、亚油酸、太子参皂苷 A、磷脂、糖
西洋参	335	人参皂苷、西洋参皂苷、维生素
西瓜皮	25	蛋白质、脂肪、碳水化合物、膳食纤维、维生素 A、维生素 B_1、维生素 B_2、烟酸、维生素 E、钠、钙、铁、维生素 C
竹笋	23	蛋白质、脂肪、碳水化合物、膳食纤维、维生素 B_1、维生素 B_2、烟酸、维生素 E、钠、钙、铁、维生素 C
雪菜	39	蛋白质、脂肪、碳水化合物
榨菜	33	蛋白质、脂肪、碳水化合物、膳食纤维、维生素 A、维生素 B_1、维生素 B_2、烟酸、钠、钙、铁、维生素 C

食材	能量（kcal/100g）	营养成分
紫菜	210	蛋白质、脂肪、碳水化合物
莲藕	372	蛋白质、脂肪、碳水化合物
蒜	126	蛋白质、脂肪、碳水化合物
生粉	350	蛋白质、碳水化合物、膳食纤维、维生素 B_1、钠、钙、铁
藕粉	372	蛋白质、碳水化合物、膳食纤维、维生素 B_2、烟酸、钠、钙、铁
玫瑰酒	37	蛋白质、维生素 B_1、维生素 B_2、钠、钙、铁
青梅	34	蛋白质、脂肪、碳水化合物、膳食纤维、维生素 A、维生素 B_2、烟酸、维生素 E、钠、钙、铁、维生素 C
瓜子仁	606	蛋白质、脂肪、碳水化合物
京糕	229	蛋白质、碳水化合物、膳食纤维、维生素 B_1、烟酸、维生素 E、钠、钙、铁
蛋糕	348	蛋白质、脂肪、碳水化合物
水淀粉	350	蛋白质、碳水化合物、膳食纤维、维生素 B_1、烟酸、钠、钙、铁
茯苓	178	蛋白质、脂肪、碳水化合物
红豆	240	蛋白质、脂肪、碳水化合物
白术	343	蛋白质、脂肪、碳水化合物、膳食纤维
鸡内金	359	蛋白质、脂肪、碳水化合物
茯神	178	蛋白质、脂肪、碳水化合物、膳食纤维、维生素 B_1、维生素 B_2、烟酸、维生素 E、钠、钙、铁
冰糖	397	碳水化合物、维生素 B_2、钠、钙、铁
冬瓜	11	蛋白质、脂肪、碳水化合物、膳食纤维、维生素 A、维生素 B_1、维生素 B_2、烟酸、维生素 E、钠、钙、铁、维生素 C
枇杷	39	碳水化合物、维生素 A、钙、钠、铁
花椰菜	24	钠、钙、碳水化合物、维生素 A、维生素 E
葡萄干	341	钠、钙、碳水化合物、维生素 C、铁

食材	能量（kcal/100g）	营养成分
何首乌	150	蛋白质、碳水化合物、钙
松子仁	718	钙、蛋白质、维生素 A、维生素 E、铁
芒果	32	维生素 A、维生素 C、碳水化合物、钠、膳食纤维
荔枝	70	维生素 C、碳水化合物、维生素 A、钙、钠
椰子	231	钠、碳水化合物、脂肪、维生素 C、蛋白质
橄榄	49	钙、维生素 A、碳水化合物、膳食纤维、维生素 C
杏	36	维生素 A、钙、碳水化合物、维生素 C、钠
柠檬	35	钙、维生素 C、碳水化合物、膳食纤维、维生素 E
甜瓜	26	维生素 C、钙、钠、碳水化合物、维生素 A

三、秋之实

（一）秋季药膳五法

法则一：《内经》本季节养生总则

《素问·四气调神大论》云："秋三月，此谓容平。天气以急，地气以明，早卧早起，与鸡俱兴，使志安宁，以缓秋刑，收敛神气，使秋气平，无外其志，使肺气清，此秋气之应，养收之道也。逆之则伤肺，冬为飧泄，奉藏者少。"

秋天的三个月，是万物果实饱满、已经成熟的季节。在这一季节里，天气清肃，其风劲急，草木凋零，大地明净。人也应当早睡早起，跟群鸡同时作息，使情志安定平静，用以缓冲深秋的肃杀之气对人的影响；收敛此前向外宣散的神气，以使人体能适应秋气并达到相互平衡。不要让情志向外越泄，用以使肺气保持清肃。这乃是顺应秋气、养护人体收敛功能的法则。违背了这一法则，就会伤害肺气，到了冬天还会生飧泄。究其原因，是由于身体的收敛功能在秋天未能得到应有的养护，以致供给冬天的闭藏之力少而不足。

秋季养生要领：秋天气候由热转凉，万物成熟收获，阳气渐收，阴气渐长，是由阳盛转变为阴盛的关键时期，人体阴阳的代谢也进入了阳消阴长的过渡。因此，秋季养生精神情志、饮食起居、运动锻炼皆体现一个"收"字。

法则二：季节易损脏腑和症状

立秋后，阳气转衰，阴气日上，自然界由生长开始向收藏转变，需要顺应四时的养生原则，即秋冬养阴。中医认为，肺与秋季相应，秋季在脏属肺，肺为娇脏，喜清肃濡润而恶燥，具有主气、司呼吸、通调水道、朝百脉、主治节等作用，对人体的呼吸、水液代谢、血液运行等功能活动具有重要作用。在病理上，外界燥邪多由口鼻而入，最易伤肺耗津，致肺失津润，宣降失常，从而出现咽干口渴、干咳少痰、痰黏难咳、痰中带血、大便燥结等燥邪伤肺的病症。

另一方面，秋季虽然由热转凉，但夏季余热时有反复，部分人群因为夏季调理不当或受暑热太过，到秋天后体内仍有夏季余火未消，当气候转燥后，变成燥火为患，出现口干、咽燥、咳嗽、皮肤干燥等症状。

法则三：当摄食品性味

秋天是最适合吃酸的季节。酸属木，秋天属金，金克木，其实就是说秋天肺气旺，可能克伐肝木，而酸味入肝，是肝的正味，这时候就应该用酸味来养肝。所以秋季是最缺木的季节，可以多吃些酸的东西，如苹果、石榴、葡萄、芒果、樱桃、柚子、柠檬、山楂、西红柿等，可收敛肺气。

法则四：季节饮食宜忌

秋燥之气易伤肺。因此，秋季饮食应该偏重养肺润燥，多食用天然五谷杂粮和新鲜蔬菜水果。五谷杂粮宜选用粳米、黑芝麻、糙米、燕麦等；蔬菜宜选用大白菜、菠菜、冬瓜、黄瓜、莲藕、萝卜等；水果宜选用香蕉、梨、柿、广柑、石榴等；肉类可食排骨、鸭肉、青鱼等；适当多饮水，多吃些银耳、蜂蜜、百合、杏仁等养肺生津、滋阴润燥的食物；肺属金，通气于秋，秋天肺气过旺容易损伤肝脏功能，而酸入肝，因此适当多吃些酸味食品，如山楂等以增强肝脏的功能。

立秋之后昼夜温差大，肠胃功能不佳的人特别容易便秘或者拉肚子，此时切忌大量食用生冷食物，俗话说"秋瓜坏肚"，吃太多容易损伤脾胃阳气，造成腹泻、肠炎等症，特别是西瓜、甜瓜等性味偏寒凉的瓜类。苦性燥，易伤津耗气。《素问·五脏生成》言："多食苦，则皮槁而毛拔。"肺为娇脏，易受秋燥之邪。许多呼吸系统疾病多从秋季开始加重，因此秋令饮食应忌苦燥。《黄帝内经》主张"秋天宜收不宜散"，辛辣食物违背收敛原则，因此尽量少食葱、姜、蒜、辣椒、烈性酒等燥热之品，以及油炸、肥腻之物，尤其是体质虚弱的老年人和慢性病人群，少食或禁食这些食物。

法则五：季节养生的施膳原则

秋季干燥，气燥伤肺，肺气虚则机体对不良刺激的耐受性下降，易产生疾病，因而需要润燥、养阴、润肺。从五行生旺推算，此时肝脏、心脏及脾胃处于衰弱阶段，而立秋后肺功能开始处于旺盛时期，根据阴阳调和、机体平衡的原理，要加强对这些器官的调养，使肺气不要过偏，影响机体健康。秋季阴气渐长，万物成熟，应以滋阴润燥、养肺平补为主。

（二）秋季药膳六宝

1. 菜阁聚实

◆ 决明烧茄子

食材：决明子 10g，茄子 2 个，食盐、酱油、豆油、味精各适量。

制作方法：决明子煎煮取汁备用，茄子用油炒，放入药汁炖熟，用调味品调味食之即可。

养生功效：清热通便。

◆ 枸杞肉丝

食材：枸杞子 30g，瘦猪肉 100g，青笋 30g，猪油、食盐、味精、淀粉各适量。

制作方法：先将肉切成细丝；枸杞子洗净备用；将锅烧热，放油加热，投入肉丝和青笋爆炒至熟，再放入其他佐料即成。

养生功效：滋补肾阴。

食材：生地黄 50g，龙眼肉 15g，茯苓 20g，母鸡 1 只，饴糖 50g，大枣 5 枚。

制作方法：生地黄、茯苓、龙眼肉、大枣（去核）切碎，掺入饴糖，塞入鸡腹内蒸 1～2 小时，待熟烂后，调味即成。

养生功效：滋阴养血，清热利湿。

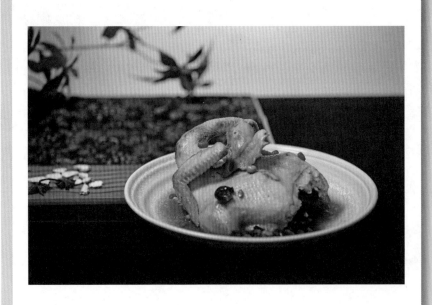

◆ 罗汉果烧兔肉

食材：罗汉果 1 个，兔肉 300g，莴苣 100g，鲜汤 300g，料酒、姜、葱、酱油、油、盐、味精、蔗糖各适量。

制作方法：将罗汉果洗净，打破；兔肉洗净，切成 3cm 见方的块；莴苣去皮，切成 3cm 见方的块；姜切片，葱切段；将炒锅置火上烧热，加入素油，烧至六成热时，下入姜、葱爆香，再下兔肉、罗汉果、莴苣，加料酒、酱油、蔗糖、盐、味精、鲜汤烧熟即成。

养生功效：润肺，止咳，美容。

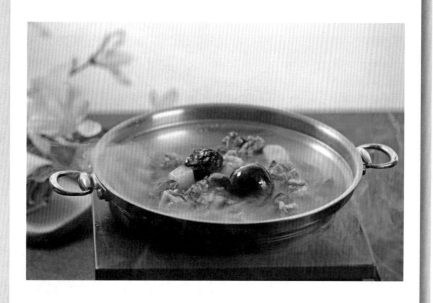

食材：老鸭 1 只，玉竹 50g，北沙参 50g，姜、花椒、黄酒、盐各适量。

制作方法：将老鸭宰杀去毛，去内脏，玉竹及北沙参拣净杂质，洗净备用；将老鸭、玉竹、北沙参同放入煲内，加适量清水、姜、花椒、黄酒、盐，用小火炖 2 小时即可。

养生功效：本品鸭肉香、味鲜美，微苦，滋阴清热，润肠通便。

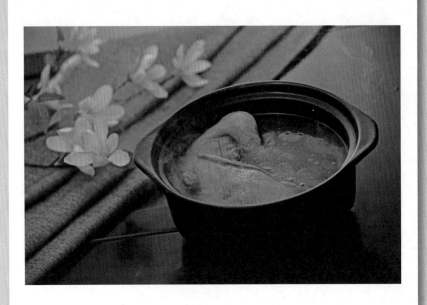

◆ 佛手排骨

食材：佛手片 6g，排骨 200g，丹参 15g，核桃仁 5 个，蔗糖 50g。

制作方法：先将排骨洗净，加 20 倍量水煮沸，将佛手、丹参加入煮 30 分钟，核桃仁、蔗糖捣烂成泥，入汤药中，再用文火煮 10 分钟。每日服食 2 次。

养生功效：活血行气，补肾健脑。

◆ 参麦鱿鱼

食材：党参 5g，麦冬 6g，五味子 3g，百合 50g，鱿鱼 250g，虾仁 20g，菜籽油、料酒、姜汁、白醋、水淀粉、香油、盐各适量。

制作方法：党参、麦冬用纱布包好，与五味子同煎，取汁 2 次，合并 2 次汁液，过滤 2～3 次，以文火浓缩至一小碗；水发鱿鱼，打花刀成金鱼状，开水中焯数秒钟即捞出；虾仁加料酒、姜汁、水淀粉、香油制作成虾蓉，放入鱿鱼腹中；鱿鱼置于盘中，百合置于鱿鱼四周，上笼蒸 20 分钟；勺内放明油，加党参、麦冬、五味子汁、盐、白醋、水淀粉勾芡，浇于菜肴上。

养生功效：益气养阴，滋补强壮。

食材： 百合 60g，山药 100g，麦冬 60g，牛乳 100g，蜂蜜 200g，茯苓 60g，鲜藕 500g。

制作方法： 百合、麦冬、山药研细，加蜜，入茯苓末，研为极细，加入牛奶，令稀稠适中搅拌均匀，灌入藕孔，蒸熟即成。

养生功效： 滋肾润肺。

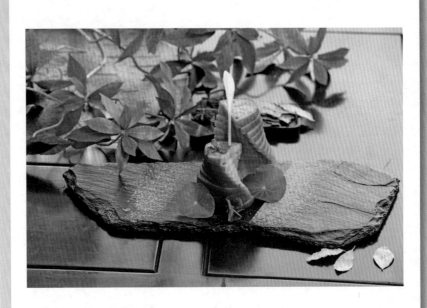

◆ 五彩蒸鱼

食材：黑枣 10g，枸杞子 10g，新鲜百合 10g，鲜紫苏叶 6g，鲈鱼 1 条，葱、姜、辣椒、盐各适量。

制作方法：黑枣去核，将枣肉切丝；紫苏叶洗净切丝；葱、姜、辣椒切丝后分别以冷水浸泡；百合拨开洗净之后，置于水中备用；鱼去鳞洗净后，鱼身斜切数刀，先塞葱段及姜片于该缝隙中，涂上适量料酒及少许盐，放入盘中，腌 10 分钟后，隔水蒸至七分熟，除去葱段姜片，洒入黑枣丝、枸杞子、百合，待蒸熟后，洒入泡过的葱丝、姜丝、辣椒丝及紫苏叶，即可上桌。

养生功效：补血明目，润肺化痰。

◆ 西洋参木耳蒸鳖

食材：鳖 500g，西洋参片 10g，黑木耳、火腿、冬笋片、葱段、姜片、黄酒、食盐各适量。

制作方法：鳖捏颈闷杀后，在肚子部位倒划开十字形口，去黄脂、肠腔，去除胆囊，开水烫洗后刮去背部黑膜，洗净，仰放小锅中，将胆囊刺破，使胆汁洒于鳖上；将西洋参片均匀地放在鳖肉和裙边上，再将水发后的黑木耳及火腿、冬笋片、葱段、姜片、黄酒、食盐洒在参片上，上笼蒸 1 小时；出笼后剔除葱、姜、甲壳、头骨、尾骨及爪甲，空腹趁热全部吃下。

养生功效：滋阴壮阳。

2. 粥坊养精

◆ 腐皮白果粥

食材： 白果 20g，豆腐皮 30g，大米 50g，清水 1000mL。

制作方法： 白果去皮去芯，豆腐皮切碎备用；锅中加水烧开，放入大米和白果，大火煮开后转小火煮约 20 分钟；加入豆腐皮继续煮制约 10 分钟，出锅即可食用。

养生功效： 清肺止咳。

◆ 核桃百合玉米粥

食材： 鲜百合 50g，玉米粒 50g，大米 100g，去皮核桃仁 30g，清水 1000mL。

制作方法： 鲜百合洗净，去皮核桃仁切碎备用；锅中加水烧开，放入大米和玉米粒，大火煮开后转小火煮约 20 分钟；加入鲜百合和去皮核桃仁碎，继续煮制约 10 分钟，出锅即可食用。

养生功效： 滋阴润肺。

◆ 马蹄银耳粥

食材：马蹄 100g，水发银耳 100g，清水 1000mL，冰糖适量。

制作方法：将马蹄洗净去皮切成片，水发银耳洗净切小块备用；锅中加水烧开，放入银耳焯水约 1 分钟后捞出备用；砂锅中加入清水烧开，放入焯过水的银耳和马蹄片，大火煮开后转小火煮约 30 分钟；加入冰糖继续煮至汤汁黏稠即可。

养生功效：养阴润燥。

◆ 沙参润肺粥

食材：沙参 10g，麦冬 10g，玉竹 10g，百合 10g，猪里脊 50g，大米 100g，清水 1000mL，盐、姜、料酒、胡椒粉各适量。

制作方法：沙参、麦冬、玉竹、百合洗净，用清水浸泡约 10 分钟；猪里脊切丁后加入料酒、姜腌制约 20 分钟；锅中加水，放入里脊丁，焯水后捞出，控干水分备用；泡好的沙参、麦冬、玉竹、百合装入纱布袋中备用；砂锅内加水，放入里脊丁和装有中药的纱布袋，煮制约 20 分钟后取出纱布袋；锅内加入大米继续煮制约 20 分钟，出锅前加入适量盐及胡椒粉调味即可。

养生功效：清热养阴，益气润肺。

◆ 石斛麦冬鸭肉粥

食材： 鸭肉150g，石斛15g，麦冬15g，大米100g，清水1500mL，姜、葱、料酒、盐、胡椒粉各适量。

制作方法： 石斛、麦冬洗净，用清水浸泡约10分钟；鸭肉切块，用清水浸泡半小时，泡出血水；锅内加水放入鸭肉块及葱、姜、料酒，焯水后捞出鸭肉块，控干水分备用；泡好的石斛、麦冬装入纱布袋中备用；砂锅内加入清水，放入鸭肉块和装有中药的纱布袋，煮制约40分钟后取出纱布袋；锅内加入大米继续煮制约20分钟，出锅前加入适量盐及胡椒粉调味即可。

养生功效： 滋阴补血。

◆ 菱角莲藕粥

食材： 莲藕50g，菱角50g，马蹄50g，大米100g，清水1000mL，冰糖适量。

制作方法： 莲藕、菱角、马蹄洗净去皮切丁备用；砂锅中加入清水烧开，放入大米及切好的莲藕、菱角、马蹄，大火煮开后转小火煮约30分钟，加入适量冰糖调味即可食用。

养生功效： 益气养阴。

◆ 木耳鲜鱿粥

食材： 鱿鱼 100g，木耳 10g，火腿肉 20g，大米 100g，高汤 200mL，清水 800mL，葱、姜、盐、料酒、芝麻油各适量。

制作方法： 木耳用清水泡发，洗净择去杂质，切成小块备用；鱿鱼洗净，改花刀切成小块备用；火腿肉切片备用；锅中加入清水，放入木耳和鱿鱼花焯水，再放入葱、姜、料酒去腥，捞出木耳和鱿鱼花备用；锅中加入高汤和清水烧开，加入大米，大火煮开后转小火煮制约 20 分钟；放入木耳、鱿鱼花、火腿片，继续煮制约 5 分钟，出锅前加入盐和芝麻油调味即可。

养生功效： 补肺益肾。

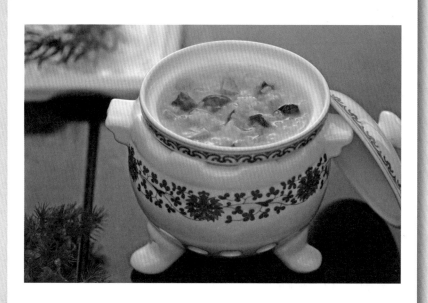

◆ 木瓜杂粮粥

食材：木瓜 100g，大米 40g，绿豆 30g，糙米 30g，红豆 30g，薏苡仁 30g，莲子 30g，花生 30g，玉米糁 30g，玉竹 20g，清水 1000mL，冰糖适量。

制作方法：大米、绿豆、糙米、红豆、薏苡仁、莲子、花生、玉米糁洗净后用清水浸泡约 1 小时备用；木瓜洗净，去皮去籽后切丁备用；砂锅内加入清水烧开，放入泡好的大米和杂粮，大火煮开后转小火煮制约 30 分钟；加入木瓜丁、冰糖，继续煮制约 3 分钟即可食用。

养生功效：健脾益胃。

国医四季养生福祉药膳

◆ 紫米桂花粥

食材：紫米 50g，糯米 50g，桂花 5g，清水 1000mL，红糖适量。

制作方法：紫米、糯米洗净用清水浸泡约 1 小时；砂锅内加入清水烧开，放入泡好的紫米和糯米，大火煮开后转小火煮制约 30 分钟；加入桂花搅拌均匀；出锅前加入适量红糖调味即可。

养生功效：温补脾胃。

◆ 党参花胶鸡粥

食材：水发花胶 50g，鸡肉 200g，党参 20g，枸杞子 10g，清水 1200mL，姜、料酒、盐各适量。

制作方法：水发花胶切块，鸡肉洗净切块，姜切片备用；锅中加水烧开，放入洗净的鸡肉块，加入适当料酒，焯水去除鸡肉中血水和杂质，将鸡块捞出备用；砂锅中加入清水，放入焯水的鸡肉块、花胶、大米、党参、姜片，大火煮开后转小火煮至黏稠；出锅前加入适量盐调味，撒上少许枸杞子装饰即可。

养生功效：温肾健脾。

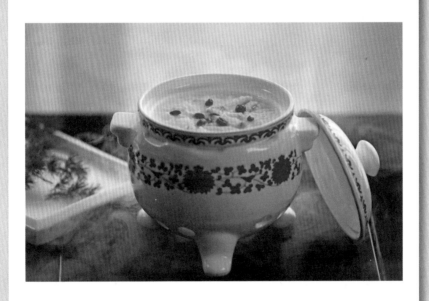

3. 汤轩益胃

◆ 芦笋草菇蚌肉汤

食材： 芦笋 350g，鲜草菇 100g，鲜蚌肉 100g，食盐、花生油各适量，生姜 2 片，清水 1250mL。

制作方法： 芦笋洗净，削去硬皮，切段；草菇去蒂，洗净，对半切开；蚌肉洗净；把鲜草菇和蚌肉放进沸水里稍煮片刻，再放入清水里清洗；所有主料与生姜一起放入汤锅内，加入清水，武火煲沸，改为文火煲 20 分钟，调入食盐和花生油即可。

养生功效： 滋阴清热，明目利水，降脂减肥。

国医四季养生福秘药膳

◆ 莼菜鲫鱼汤

食材： 莼菜 500g，鲫鱼 500g，食盐、香油、花生油各适量，生姜 3 片，清水 1250mL。

制作方法： 莼菜洗净；鲫鱼去鳞、去腮、去内脏；锅中放入花生油烧热，将鲫鱼放入油锅中，慢火煎至两面微黄，淋入少许清水，铲出；锅内加入清水和生姜，武火煮沸；放入莼菜和鲫鱼，煮至熟，调入香油和食盐即可。

养生功效： 清热利水。

◆ 鲜莲子鸡肉汤

食材：鲜莲子 200g，草菇 100g，丝瓜 80g，鸡肉 200g，马蹄粉、食盐、花生油、胡椒粉各适量，生姜 3 片，开水 1500mL。

制作方法：鲜莲子用沸水煮片刻，去心；鸡肉洗净，切块，加入马蹄粉和水拌匀；丝瓜洗净，去皮，取青肉部分，切粒；草菇洗净，切粒；丝瓜粒、草菇粒一起用沸水煮片刻，捞起；锅内加入花生油烧热，下姜片爆香，加入清水，武火煲沸；下全部主料，煮至熟，调入食盐，盛入碗中，加入胡椒粉即可。

养生功效：益心安神，健脾补肾。

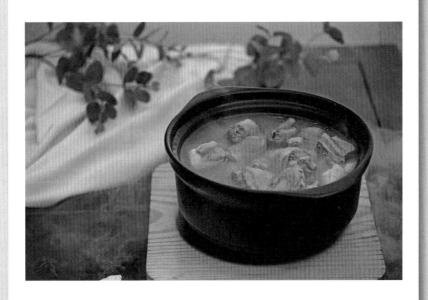

◆ 太子参无花果瘦肉汤

食材：太子参 20g，无花果 50g，蜜枣 2 个，猪瘦肉 400g，食盐适量，生姜 3 片，清水 3000mL。

制作方法：太子参、无花果、蜜枣分别洗净，用清水浸泡片刻；蜜枣去核；猪瘦肉洗净，不用切块；所有主料与生姜一起放入汤锅内，加入清水，武火煲沸，改为文火煲 2 小时，调入食盐即可。

养生功效：健胃理肠，益气润肺。

◆ 柠檬乳鸽汤

食材：柠檬半个，乳鸽 2 只，猪排骨 300g，食盐、花生油各适量，生姜 3 片，清水 3000mL。

制作方法：柠檬切片，去核；乳鸽宰杀后洗净，去头和内脏；猪排骨洗净，切块；所有主料与生姜一起放入汤锅内，加入清水，武火煲沸，改为文火煲 2 小时，放入柠檬片，再煲 10 分钟，调入食盐和花生油即可。

养生功效：祛暑生津，补虚益精。

◆ 茉莉花鸡汤

食材：茉莉花 20 朵，鸡胸肉 100g，鸡骨架 1 个，食盐、食用油各适量，生姜 3 片，开水 2000mL。

制作方法：茉莉花漂洗干净，再用食盐水冲洗；鸡胸肉洗净，切薄片；鸡骨架洗净，切块；汤锅内加入清水和生姜，武火煲沸，放入鸡骨架，煮沸，改文火煮至 1 小时；放入鸡胸肉片，煮至刚熟，调入食盐、食用油，再撒入茉莉花即可。

养生功效：平肝解郁，温补脾胃。

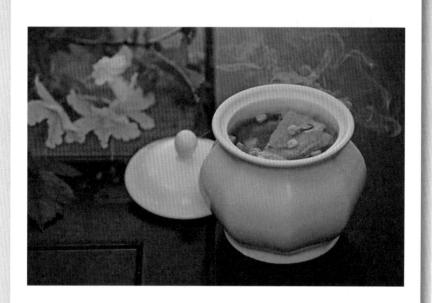

食材：鲫鱼 2 条（750g），百合 80g，陈皮 5g，猪瘦肉 200g，食盐、花生油各适量，生姜 3 片，清水 2500mL。

制作方法：百合洗净，用清水浸泡片刻；陈皮用清水浸泡片刻；鲫鱼去鳞、去腮、去内脏，用少许食盐抹在鱼腹腔腌制 10 分钟；猪瘦肉洗干净，不用切；锅中放入花生油烧热，将鲫鱼放入油锅中，慢火煎至两面微黄；把各种主料与生姜放入汤锅内，加入清水，武火煮沸，改为文火煲 2 小时，调入食盐、花生油即可。

养生功效：宁心安神，益气健脾，利水消肿。

◆ 芡实煲老鸭

食材：芡实 100g，老鸭 1 只，猪瘦肉 150g，食盐适量，生姜 3 片，清水 2500mL。

制作方法：各药材洗净，用清水浸泡片刻；老鸭去内脏、尾部，切块；猪瘦肉洗净，切块；所有主料与生姜一起放入汤锅内，加入清水，武火煲沸，改为文火煲 2 小时，调入食盐即可。

养生功效：补益心脾，益气固精。

◆ 苍术云苓炖猪肝

食材：苍术 20g，云苓 40g，猪肝 300g，猪瘦肉 100g，花生油、食盐各适量，生姜 3 片，清水 1250mL。

制作方法：各种药材分别洗净，用清水浸泡片刻；猪肝、猪瘦肉洗净，切片；所有主料与生姜一起放入汤锅内，加入清水和花生油，隔水加热 3 小时，调入食盐即可。

养生功效：健脾祛湿，解郁辟秽。

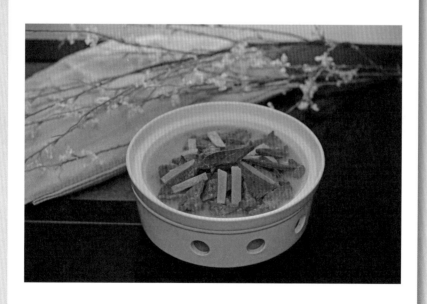

◆ 薏苡仁扁豆乳鸽汤

食材：薏苡仁、炒扁豆、绿豆各 40g，灯心花 5 扎，糖冬瓜 20g，陈皮 1/3 个，乳鸽 1 只，食盐、花生油各适量，生姜 3 片，清水 3000mL。

制作方法：薏苡仁、炒扁豆、绿豆、灯心花用清水浸泡片刻，洗净；陈皮洗净；乳鸽宰杀后洗净，去头和内脏；所有主料与生姜一起放入汤锅内，加入清水，武火煲沸，改为文火煲 2.5 小时，调入食盐和花生油即可。

养生功效：祛暑利湿，调理肠胃。

4. 茶点留香

◆ 杏梅枣泥

食材：乌梅 5 颗，杏仁 10 颗，大枣 6 颗，黄酒或醋适量。

制作方法：乌梅、杏仁洗净，沥干备用；大枣洗净，去核，沥干备用；将乌梅、杏仁、大枣加入料理机中，搅打成泥。男子加黄酒食用；女子加醋食用。

养生功效：敛肺止咳，涩肠止泻，生津止咳，固崩止血。

◆ 杏仁豆腐

食材：甜杏仁 60g，牛奶 300mL，明胶 10g，冰糖、蜂蜜各适量。

制作方法：杏仁用清水浸泡 1 小时后，放入料理机中，加 300mL 的清水，搅打成杏仁糊，用纱布过滤，去渣取汁，备用；将适量清水加入明胶，搅拌至明胶溶解后，备用；将杏仁汁、牛奶、冰糖倒入砂锅中，搅拌均匀，加热至冰糖融化后，倒入明胶液，不停搅拌 2 分钟至明胶完全融化后，装碗，放入冰箱冷藏 3 小时；待碗中液体完全成冻后，倒置于案板上，切成小块，装盘，淋上蜂蜜，即可食用。

养生功效：润肺平喘。

◆ 麒麟止咳布丁

食材：麒麟菜（鸡脚菜）200g，雪梨 4 个，杏仁 20g，冰糖适量。

制作方法：将麒麟菜泡发、洗净，备用；雪梨洗净，去皮、核后切成小块，备用；杏仁洗净后去皮尖，用温水浸泡 1 小时后，与麒麟菜、雪梨、冰糖一起放入锅中，加适量清水没过食料，用武火煮沸后，改用文火炖至呈胶冻状，凉后切块，即可食用。

养生功效：清热润肺，祛痰止咳。

◆ 玉珠怀山药

食材： 紫皮葡萄 1 串，铁棍山药 200g，蜂蜜、柠檬适量。

制作方法： 将紫皮葡萄洗净，剥皮，将葡萄皮放入锅中，加适量清水煮 15 分钟后，将皮捞出，留汤备用；葡萄肉及籽放入料理机中搅打成汁，将葡萄汁与葡萄皮汤加在一起，熬至黏稠；铁棍山药去皮，上锅蒸熟后切成小段，用漏勺将其碾成泥，成颗粒状，加蜂蜜搅拌均匀，用裱花袋摆盘；将熬制好的葡萄酱、蜂蜜、柠檬汁调成酱汁，淋在山药泥上，即可食用。

养生功效： 健脾补肾，补气养血。

◆ 葡萄桂圆糕

食材： 面包 2 个，鸡蛋 2 个，鲜奶 200mL，鲜葡萄 40 个，鲜龙眼 20 个，菜籽油、白砂糖各适量。

制作方法： 面包去皮，撕成小块，浸泡在 100mL 的鲜奶中，备用；葡萄洗净，去皮、籽，取肉榨汁，备用；龙眼去壳、籽，取肉洗净，榨汁，备用；将鸡蛋打散，加入剩余的鲜奶、白砂糖、葡萄汁、龙眼汁，再加入泡软的面包，用料理机搅匀，制成鲜奶浆；取一碗，碗壁上涂适量菜籽油，均匀撒上白砂糖，倒入鲜奶浆，隔水文火蒸 40 分钟，倒扣入盘中，在其上可点缀葡萄和龙眼肉，即可食用。

养生功效： 补气养血，安神益智，滋阴润肺。

◆ 蜜饯百合

食材：干百合 200g，蜂蜜 100g。

制作方法：干百合洗净备用；将干百合放入碗中，淋上蜂蜜，加适量沸水，上笼屉蒸 1 小时后取出，调匀，放凉后装入玻璃瓶中，冷藏。平时作甜点食用。

养生功效：润肺止咳。

◆ 山楂雪梨丝

食材：雪梨 500g，山楂 300g，白砂糖适量。

制作方法：将雪梨洗净后，去皮、核，切成细丝，备用；山楂放入沸水中浸泡 15 分钟后，在保证外形不被破坏的情况下去核，备用；将切好的雪梨丝码在盘中；将适量白砂糖放入锅中，加适量清水，用小火熬至糖汁黏稠后，加入山楂进行翻炒，等山楂吸饱糖汁后，捞出，摆在雪梨丝四周，剩余糖汁均匀浇在雪梨丝上，即可食用。

养生功效：生津润燥，化痰消积。

食材：荞麦粉200g，鸡蛋2个，牛肉200g，绿豆芽100g，胡萝卜70g，彩椒70g，蒜、葱、水淀粉、盐、鸡精、生抽酱油、料酒、蚝油、菜籽油各适量。

制作方法：牛肉洗净，切丝，备用；胡萝卜、彩椒洗净，切丝，备用；葱洗净，切成碎末，蒜剥皮，切成碎末，备用；在牛肉丝中加入适量生抽酱油、盐、鸡精、水淀粉及菜籽油，搅匀，腌渍10分钟。将荞麦粉加入鸡蛋、适量清水和盐，搅拌均匀，制成面糊后，在煎锅中倒入适量菜籽油，倒入面糊，双面煎至金黄色，制作成面皮，备用；将适量清水煮沸后，加适量菜籽油、盐，倒入胡萝卜丝、绿豆芽、彩椒丝焯水，备用；烧油起锅，放入蒜末爆香后，倒入腌渍好的牛肉丝，淋上料酒、蚝油、生抽酱油，炒匀后，加胡萝卜丝、绿豆芽、彩椒丝、盐、鸡精，淋适量水淀粉勾芡，撒上葱末，制作好馅料；把面皮切成长方形，放上适量馅料，卷起面皮，制成荞麦菜卷，装盘，即可食用。

养生功效：健脾消积。

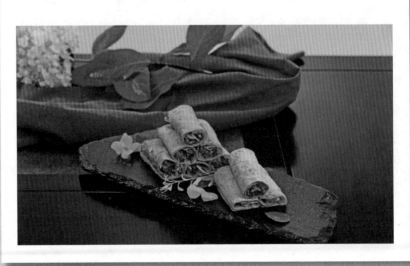

◆ 拔丝葡萄

食材：葡萄 500g，鸡蛋 6 个，白砂糖、干淀粉、面粉、菜籽油、香油各适量。

制作方法：将葡萄洗净，去皮、籽，裹上面粉，备用；鸡蛋打碎后，去蛋黄，取蛋清，搅拌均匀后，加干淀粉继续搅拌均匀备用；在锅中加适量菜籽油，烧至七成热后，用小火维持油温，将裹满面粉的葡萄再裹上蛋糊，放入油锅中，炸至黄色后，捞出控油；将油锅洗净后，倒入适量清水，加入适量白砂糖，熬至糖变色且能拉出丝后，加入炸好的葡萄，挂匀糖浆，捞出，放入抹好香油的盘中，配凉开水，即可食用。

养生功效：健脾养胃。

◆ 桔梗酿雪梨

食材：桔梗 15g，糯米 50g，雪梨 2 个，蜜饯冬瓜 100g，冰糖适量。

制作方法：桔梗洗净，研磨成粉备用；糯米去除杂质，洗净备用；雪梨去皮，切下顶端 1/3 部分留作盖用，用小勺挖出中间梨核部分，剩余作为梨盅，备用；蜜饯冬瓜切成小条，备用；将糯米放入蒸屉内，大火蒸熟；在梨盅内放入桔梗粉、冬瓜条、熟糯米、冰糖，盖好梨盖，放入蒸碗中，加适量清水没过梨顶，大火蒸 1 小时，即可食用。

养生功效：润肺止咳，利咽祛痰。

5. 饮斋生津

◆ 四汁甜饮

食材：甘蔗汁 50mL，梨汁 30mL，荸荠汁、莲藕汁各 15mL。

制作方法：甘蔗汁、梨汁、荸荠汁、莲藕汁同放在大瓷碗中，盖好，隔水蒸熟，分 1～2 次服用。

养生功效：润肺止咳。

◆ 菠菜根银耳饮

食材：菠菜根 100g，银耳 10g。

制作方法：将菠菜根洗净、切段，银耳发开、洗净，加水同煮至银耳烂熟后服食，每日 2 剂。

养生功效：滋阴润燥，生津止渴。

◆ 鸭梨西米露

食材：西米 100g，梨 200g，冰糖 100g。

制作方法：将鸭梨洗净，去皮、核，切碎，放入锅中，加清水 5 杯，煮 30 分钟，捞去梨渣留汁；将梨汁再煮沸，加入西米，小火煮至完全透明，再加入冰糖溶化即可。

养生功效：润肺止咳。

◆ 牛奶香姜饮

食材：丁香 2 粒，姜汁 5mL，牛奶 250mL。

制作方法：以上材料同放入铝锅中煮沸，除去丁香，加白糖少许调味。每日分两次温服。

养生功效：健脾，降逆，止呕。

◆ 丝瓜香橙露

食材：丝瓜 300g，橙子 2 个，蜂蜜 15mL。

制作方法：将橙子洗净，去皮，切块备用；将丝瓜洗净，刮皮，切块；将丝瓜与香橙同放绞汁机绞取汁，加入适量蜂蜜混合均匀，再加入适量的冰块，即可饮用。

养生功效：降压，降糖，消肿消炎。

◆ 橘叶红糖茶

食材：鲜橘树叶 1500g，红砂糖 500g，清水 1500mL。

制作方法：先将鲜橘叶洗净放入砂锅，加水后武火煮沸约20 分钟过滤取汁。然后加入红糖改文火熬至呈浓稠状即可成。放凉装瓶备用，一天三次，每次服约 20mL，连服 10 天。

养生功效：宣肺化痰，生津润喉。

◆ 黑糖姜汁苏打汽水

食材：生姜 40g，黑糖 70g，苏打水 100mL，水 200g。

制作方法：生姜切片，黑糖和生姜一起放入锅中，加入 200g 水，小火熬煮至浓稠，熬好后取出放凉，可放入冰箱冷藏，需要时取出一勺放入杯底，加入苏打水，轻微搅匀即可。

养生功效：滋阴清热，清肺利咽。

◆ 佛手百合饮

食材：佛手 20g，百合 30g。

制作方法：百合、佛手分别洗净，置锅中，加清水 1000mL，加粳米，武火煮开 5 分钟，改为文火煮 30 分钟，成粥，趁热服用。

养生功效：清热解毒，调中。

◆ 南瓜奶昔

食材：南瓜 300g，牛奶、白砂糖、蜂蜜各适量。

制作方法：南瓜洗净去皮，去瓤；南瓜切片，摆盘；锅里加适量水，把切好的南瓜片放上去蒸熟，蒸好的南瓜拿出来放凉备用，把放凉了的熟南瓜倒进料理机，加入适量的牛奶，加糖和蜂蜜搅拌均匀即可。

养生功效：促进肠道蠕动，健胃。

◆ 虫草花炖雪梨

食材：梨 300g，虫草花适量，冰糖适量。

制作方法：虫草花洗净浸泡 10 分钟；梨去皮切块，把梨块放入炖盅；把虫草花连水一起倒入，盖上盖子，放入锅里，隔水炖，先大火炖开，炖开后继续炖 10 分钟，然后转小火炖 1 小时，加适量冰糖调味即可。

养生功效：提高人体免疫力。

6. 果亭寻芳

石榴

石榴又名天浆、安石榴、丹若、甘石榴、金庞等。石榴子红润晶莹，酸甜多汁，味甘、酸、涩，性温，入大肠、肾经。石榴全身是宝，果皮、花、汁均可入药，具有收敛固涩、生津止渴、止泻止血的功效，适用于腹泻、出血、痢疾、冠心病、高血压等病症。

柚子

柚子又名文旦、香抛、雪柚、臭橙等。柚子味道清新，果实大，汁多，酸甜清凉，是医学界公认的最具食疗效果的水果，具有健脾开胃、化痰止咳、降压降脂的功效。柚子适用于消化不良、腹胀、高血压、糖尿病、血管硬化等病症。常食用柚子能够润肠通便，对便秘有一定疗效。

猕猴桃

猕猴桃又名奇异果、阳桃、毛桃、毛梨、连楚等，果肉绿似翡翠，酸甜可口，营养丰富，被喻为"水果金矿"。猕猴桃味甘、酸，性寒，归肾、胃、膀胱经，具有生津止渴、健脾止泻、利尿通淋、防癌抗癌的功效，适用于烦渴、消化不良、食欲不振、动脉硬化、高血压、冠心病、便秘、痢疾、肿瘤等病症。

橙子

橙子又名香橙、黄橙、金球，味甘、酸，性微凉，果肉富含丰富的维生素 C，钙、磷、β-胡萝卜素、柠檬酸等物质，酸甜可口，富有香气，被誉为"疗疾佳果"。橙子具有生津止渴、理气健胃、化痰止咳、解酒的功效，适用于高血脂、高血压、动脉硬化、腹泻、消化不良、胸满胀闷等病症。

柿子

柿子又名米果、朱果、猴枣、柿果、红柿等，果皮光滑，颜色朱红，果肉多汁，味道甘甜，有"晚秋佳果"的美称。柿子果肉味甘、涩，性寒，归心、肺、大肠经，具有清热润肺、生津止渴、止咳化痰、健脾开胃、醒酒利尿等功效，适用于感冒、肺热咳嗽、动脉硬化、高血压、宿醉等。

葡萄

葡萄又名提子、李桃、草龙珠、山葫芦、蒲桃等，皮薄多汁，酸甜味美，葡萄味甘、酸，性平，归肺、脾、肾经。葡萄果肉具有补气血、强筋骨、通淋消肿、利小便的功效，适用于高血压、冠心病、动脉硬化、小便不利、便秘、疲劳等病症。

哈密瓜

哈密瓜又名甜瓜、敦煌瓜、甘瓜、雪瓜、贡瓜等，果实大，瓜肉细腻，甜润汁多，有"瓜中之王"的美称。哈密瓜味甘，性寒，归肺、胃、膀胱经，具有清凉消暑、清热利便、生津止渴、除烦热等功效，适用于发热、中暑、便秘、水肿、贫血等病症。

李子

李子又名李实、嘉庆子、脆李、麦李、山李子等，果肉酸甜多汁，营养丰富，味甘、酸，性平，归肝、肾经。李子具有清肝除热、生津止渴、止咳祛痰、消食开胃、利湿、解毒消肿的功效，适用于肝病腹水、食后饱胀、消化不良、虚烦内热、小便不利、口舌生疮等病症。李子既可以鲜食，也可制成李子干、蜜饯、果酱等食用。

无花果

无花果又名文仙果、蜜果、天生子、奶浆果、映日果等，肉质绵软，甘甜无核，果实味甘，性平，归脾、胃、肺经。无花果具有清热解毒、健脾开胃、消肿利咽、润肠、降脂等功效，适用于消化不良、食欲缺乏、咽喉肿痛、便秘、高血压、高血脂等。无花果除鲜食外，还可入药，或制作干果、果脯、果汁、果茶等食用。

山楂

山楂又名山里红、山红果、红果、胭脂果、酸楂、山梨等。山楂果香而酸甜，味甘、酸，性微温，归脾、胃、肝经，具有消食化积、健胃化痰、活血化瘀、降血脂的功效，适用于消化不良、积食、高血压、高血脂、冠心病、产后瘀血疼痛、腹泻、细菌性痢疾等。山楂可鲜食，也可制成山楂糕、果丹皮、糖葫芦等食用。

附：秋季常用食材成分表（表3）

表3　秋季常用食材成分表

食材	能量（kcal/100J）	营养成分
茄子	23	维生素A、维生素C、碳水化合物、钠、钙
佛手	18	钠、钙、铁、蛋白质、碳水化合物
罗汉果	246	膳食纤维、碳水化合物、维生素A、钙、钠
鲈鱼	105	蛋白质、钙、胆固醇、维生素A、钠
鱿鱼	75	蛋白质、维生素A、钠、钙、维生素E
木耳	27	钙、铁、碳水化合物、膳食纤维、维生素A
甲鱼	118	蛋白质、维生素A、胆固醇、钙、钠
豆腐皮	409	蛋白质、钙、铁、碳水化合物、维生素E、
玉米	86	碳水化合物、膳食纤维、蛋白质、烟酸、铁
马蹄	59	碳水化合物、钠、维生素C、维生素A、钙
花胶	286	蛋白质、脂肪、钙、胆固醇、钠
芦笋	19	碳水化合物、维生素A、维生素C、钙
莼菜	21	碳水化合物、维生素A、钙、钠、铁
蜜枣	321	膳食纤维、碳水化合物、维生素C、钙、钠

食材	能量（kcal/100J）	营养成分
芡实	351	蛋白质、碳水化合物、钙、钠、膳食纤维
灯芯花	349	膳食纤维、脂肪、蛋白质、维生素
乌梅	287	蛋白质、脂肪、碳水化合物、膳食纤维、维生素 B_2、烟酸、维生素 E、钠、钙、铁、维生素 C
杏仁	578	蛋白质、脂肪、碳水化合物、膳食纤维、维生素 B_1、维生素 B_2、维生素 E、钠、钙、铁、维生素 C
醋	31	蛋白质、脂肪、碳水化合物、维生素 B_1、维生素 B_2、烟酸、钠、钙、铁
明胶	350	蛋白质
葡萄	43	蛋白质、脂肪、碳水化合物、膳食纤维、维生素 A、维生素 B_1、维生素 B_2、烟酸、钠、钙、铁、维生素 C
面包	312	蛋白质、脂肪、碳水化合物、膳食纤维、维生素 B_1、维生素 B_2、烟酸、维生素 E、钠、钙、铁
干百合	342	蛋白质、脂肪、碳水化合物、膳食纤维、维生素 B_1、维生素 B_2、烟酸、钠、钙、铁
荞麦粉	340	蛋白质、脂肪、碳水化合物、膳食纤维、维生素 B_1、维生素 B_2、烟酸、维生素 E、钠、钙、铁
牛肉	125	蛋白质、脂肪、碳水化合物、维生素 A、维生素 B_1、维生素 B_2、烟酸、维生素 E、钠、钙、铁
绿豆芽	18	蛋白质、脂肪、碳水化合物
胡萝卜	37	蛋白质、脂肪、碳水化合物
彩椒	22	蛋白质、脂肪、碳水化合物
蚝油	110	蛋白质、脂肪、碳水化合物
藿香	264	碳水化合物、胡萝卜素、维生素 A、膳食纤维
西米	355	B 族维生素、钙、铁

四、冬之藏

（一）冬季药膳五法

法则一：《内经》本季节养生总则

《素问·四气调神大论》中记载："冬三月，此谓闭藏，水冰地坼，无扰乎阳，早卧晚起，必待日光，使志若伏若匿，若已有得，去寒就温，无泄皮肤，使气亟夺，此冬气之应，养藏之道也。逆之则伤肾，春为痿厥，奉生者少。"

冬天的三个月，是万物生机闭藏的季节。在这一季节里，水面结冰，大地冻裂，所以人不要扰动阳气，要早睡晚起，需等到日光出现再起床，使情志就像军队埋伏、鱼鸟深藏、人有隐私、心有所获等一样。还要远离严寒之地，靠近温暖之所，不要让肤腠开启出汗而使阳气大量丧失。这乃是顺应冬气、养护人体、闭藏机能的法则。违背这一法则，就会伤害肾气，到了春天还会导致四肢痿弱逆冷的病症。究其原因，是由于身体的闭藏功能在冬天未能得到应有的养护，以致供给春天时焕发生机的能量少而不足。

冬季养生要领：冬季是一年中气候最寒冷的季节，阳气潜藏，阴气盛极。因此冬季养生之道应注意顾护阳气，着眼于一个"藏"字。

法则二：季节易损脏腑和症状

中医学认为，冬季在脏属肾，肾主藏精，与冬之闭藏的特性相似。肾精为生命之元，是人体各种生理活动的物质基础，人体五脏六腑、四肢百骸等都有赖肾精的滋养；肾又主水，调节人体水液代谢，通过气化将有濡润作用的津液蒸腾、布散全身。肾主藏元阴元阳，为人体阴阳根本所在。若肾主藏精、主水的功能失常，就会出现一系列肾阴、肾阳亏损及水液代谢失调的病证，如生殖功能减退、精神疲乏、腰膝酸冷、小便清长、遗精、失眠多梦等。

法则三：当摄食品性味

冬季人体阳气潜藏于内，为了顺应阳气的潜藏，新陈代谢较低。冬季天气寒冷，寒为阴邪，易伤阳气，因此冬季宜食厚味温补之品。厚味不单指冬季所服食的膳食味道浓郁，更是指膳食营养丰富，味道甘美。中医学认为"厚味填精"，意指用滋味浓郁甘美的饮食补充人体所需的精华营养。温补的意思很好理解，因为冬季寒冷，阴气盛，人体需要服食一些温热性膳食来祛寒温阳。这两个特点结合在一起，就是厚味温补的冬季养生调补原则。

法则四：季节饮食宜忌

冬季饮食既不宜生冷，也不宜燥热，最宜食用滋阴潜阳、热量较高的膳食。冬季是进补的最佳时节，此时脾胃功能每多旺盛，是营养物质积蓄的最佳时机，正合冬藏之意。

中医学认为，羊肉、狗肉、龙眼、韭菜、核桃、小米等食物具有温阳益气的作用，多吃可以提高御寒能力。此外冬季还应遵守"秋冬养阴"原则，即食用一些滋阴潜阳的食物，如桑椹、龙眼、甲鱼、黑木耳等。相反，鸭肉、螃蟹、香蕉、黄瓜、西瓜、梨、绿豆等凉性或寒性的食物最好少吃。

法则五：季节养生的施膳原则

冬季调补的历史在中国由来已久，其基本原则为厚味温补。从另一方面看，中医学认为人体的一切生命活动都是由元气推动的，而元气主要由肾化生，冬季"在脏属肾"，"肾主藏精"，通过冬季补益肾精能够促进元气的生成，所以冬季调补的另一原则为补肾填精益元气。

冬季是从立冬之日开始，经过小雪、大雪、冬至、小寒、大寒直到立春前一日为止。冬三月，人体阳气潜藏于内，为了顺应阳气的潜藏，新陈代谢应较低。冬季天气寒冷，寒为阴邪，易伤阳气。寒性凝滞，主痛，故人们常周身寒冷、疼痛不适，饮食宜以甘润养阴、温补助阳、平补肺肾为主。

（二）冬季药膳六宝

1. 菜阁守阳

◆ 白菜丸子

食材：白菜200g，萝卜100g，鸡蛋1枚，面粉、姜、盐、葱各适量。

制作方法：先将萝卜和白菜都切碎然后撒上盐，腌一会，这样白菜和萝卜中的水分就出来了，然后把水分全部挤出来；将葱、姜切末之后，倒入装有白菜萝卜的小盆中，加入花椒粉、孜然粉，打入一个鸡蛋，加面粉搅拌，搅拌好了之后下油锅炸就可以了。

养生功效：益胃生津，清热除烦。

◆ 宜姜炖鸡块

食材：公鸡 1 只（约 800g），高良姜 6g，草果 6g，陈皮 3g，胡椒 3g，葱等调料各适量。

制作方法：诸药洗净装入纱布袋内，扎口；将公鸡宰杀去毛及内脏，洗净切块，剁去头爪，与药袋一起放入砂锅内；加适量水，武火煮沸，撇去污沫，加入食盐、葱等调料，文火炖熟，将药袋拣出装盆即成。

养生功效：温中散寒，益气补虚。

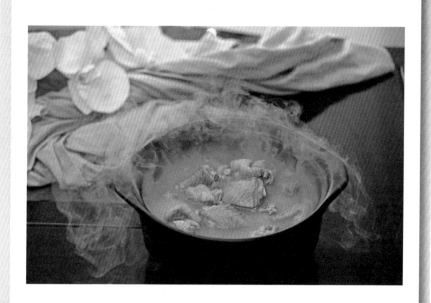

◆ 砂仁肚条

食材：砂仁 10g，猪肚 1000g，胡椒粉 3g，葱白、生姜、花椒、其他调料各适量。

制作方法：猪肚洗净焯透去内膜备用；另在锅内放入猪肚、葱、姜、花椒，加水煮熟，捞出猪肚切条；将原汤烧开，放入猪肚条、砂仁、胡椒粉及其他调料调味，勾芡炒匀即成。

养生功效：行气和中，温中化湿。

◆ 干烧冬笋

食材：冬笋 300g，枸杞子 10g，鲜菊花 5g，栀子 2g，料酒、白糖、味精、清汤各适量。

制作方法：冬笋入锅低温炸成金黄色捞出，放入枸杞子、菊花、栀子、清汤、料酒、味精、白糖，置武火上烧沸，文火煮至汁干即成。

养生功效：补肾滋阴，平肝息风。

◆ 鹿茸蛋

食材：鹿茸 2g，鸡蛋 1 枚。

制作方法：将鹿茸锉成极细末，将鸡蛋敲一小孔，放入鹿茸末，封严蛋孔，蒸熟即成。

养生功效：补肾壮阳，生精益血，补髓健骨。

◆ 胡萝卜陈皮瘦肉丝

食材：胡萝卜 200g，陈皮 10g，瘦猪肉 100g，植物油、细盐、黄酒、香葱各适量。

制作方法：胡萝卜、瘦猪肉切丝后加盐、黄酒拌匀；陈皮泡软切丝；胡萝卜炒至八成熟后出锅；再用油炒肉丝、陈皮丝 3 分钟，加入胡萝卜丝，添水焖烧七八分钟，调味即成。

养生功效：宽胸理气和胃。

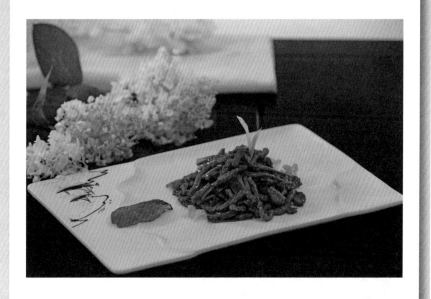

食材：甘草 10g，草果 10g，羊肉 300g，少许黄酒，甘蔗、萝卜、酱油各适量。

制作方法：先将羊肉切成块，用萝卜同时氽水去膻味，然后用甘蔗铺在锅底，放入羊肉，加入酱油和黄酒、甘草、草果，用武火烧开后 5 分钟改文火炖 1.5 小时，即可出锅食用。

养生功效：温补健脾。

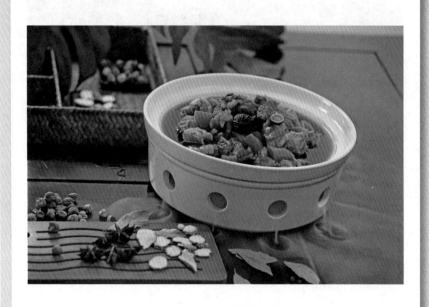

◆ 黑椒牛柳

食材：牛里脊肉500g，洋葱200g，辣椒100g，鸡蛋白1个，酱油、大蒜、苏打粉、淀粉、黑胡椒粉、酒、蚝油、香油、番茄酱、精盐、油各适量。

制作方法：牛肉切长条状厚片，用酱油、酒、鸡蛋白、苏打粉、淀粉腌泡半小时；洋葱切丝，辣椒、大蒜切末待用；用温油将牛肉过油泡熟捞出；洋葱用油炒软，调入精盐及味精待用；另用油爆香辣椒末及大蒜末，倒入牛肉丝、洋葱、黑胡椒粉、蚝油、酱油、糖、番茄酱、水、香油、淀粉快速翻炒即可。

养生功效：温中散寒。

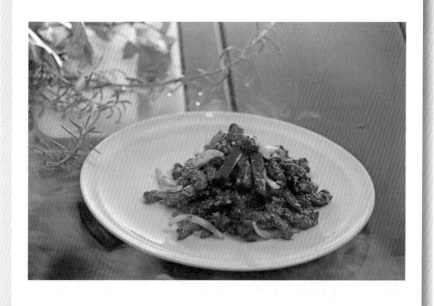

食材：黄芪 15g，党参 15g，活鲤鱼 1 尾（约 500g），葱、蒜、酱油等调料各适量。

制作方法：鲤鱼洗净，油炸成金黄色，捞出；将准备好的鱼与黄芪、党参片加水同煮，沸后改小火煨至汤浓，调味即可。

养生功效：补益心气。

国医 四季养生福祉药膳

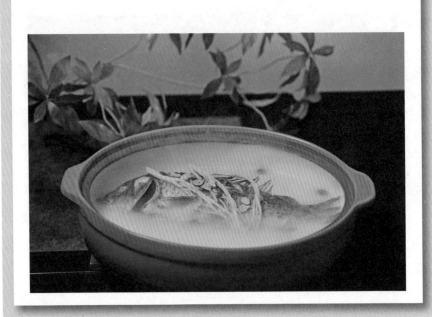

◆ 红杞海参鸽蛋

食材：枸杞子 15g，海参 2 只，鸽蛋 12 个，盐、绍酒、胡椒面、猪油、鸡汤、普通汤、生姜、葱、淀粉各适量。

制作方法：海参用凉水泡胀后，将内壁膜去除干净，放入普通汤焯两遍，洗净，用刀尖在腹壁切菱形花刀，注意不要切透；鸽蛋加冷水文火煮熟，取出去壳备用；在烧热的炒锅内注入花生油，将鸽蛋滚满淀粉，放入油锅中炸成金黄色，待用；炒锅烧热注入猪油，待油温八成热时下葱、姜煸炒，随后倒入鸡汤，煮 2～3 分钟；去葱、姜，再加入盐、绍酒、胡椒面和海参，烧沸后去浮沫，移文火上煨 40 分钟，加入鸽蛋、枸杞子，再煨 10 分钟。

养生功效：补肾益精。

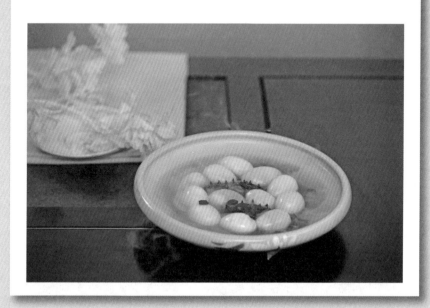

2. 粥坊养精

◆ 干贝冬菇鸡肉粥

食材： 干贝 5 粒，干冬菇 30g，鸡肉 200g，大米 100g，大枣 3 枚，枸杞子 10g，清水 1200mL，姜、盐各适量。

制作方法： 提前 1 小时将干贝、干冬菇分别用清水浸泡，泡软后除去杂质，将冬菇切块备用；鸡肉洗净切块，姜切片备用；锅中加水烧开，放入洗净的鸡肉块，加入适当料酒，焯水去除鸡肉中血水和杂质，将鸡块捞出备用；砂锅中加水，放入鸡肉块、干贝、冬菇、姜片、大枣，大火煮开后转小火煮制约 20 分钟；将大米倒入锅中，继续煮制约 20 分钟，出锅前加入少许盐调味即可。

养生功效： 益气健脾。

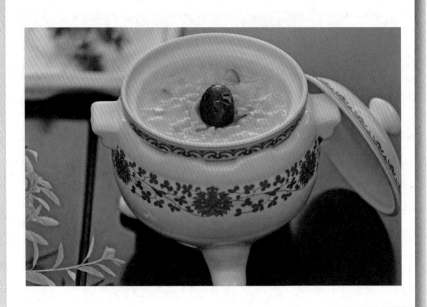

◆ 羊肉木耳西兰花粥

食材：羊肉 50g，水发木耳 50g，西兰花 50g，大米 100g，清水 1000mL，姜、料酒、食用油、盐、胡椒粉各适量。

制作方法：将羊肉切丁，水发木耳切小块，西兰花洗净切小块，姜切末备用；砂锅内加水烧开，倒入大米，水开后转小火煮20 分钟；炒锅烧热放入少许油，倒入羊肉丁翻炒至变色，加入木耳、西兰花和料酒继续翻炒约 3 分钟；将炒好的羊肉、木耳和西兰花放入砂锅中，搅拌均匀，煮制约 5 分钟；出锅前加入少许盐和胡椒粉调味即可。

养生功效：补肾健脑。

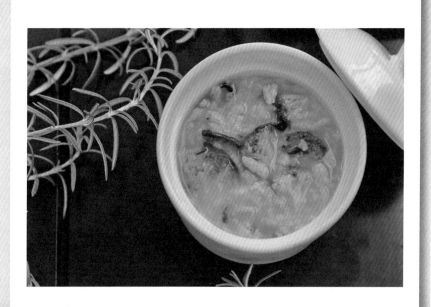

◆ 桂圆红枣银耳粥

食材: 龙眼肉 20g,大枣 5 枚,水发银耳 50g,糯米 50g,清水 1000mL,冰糖适量。

制作方法: 银耳洗净切小块,大枣洗净去核切成两半备用;糯米洗净,提前浸泡约 1 小时;砂锅中加入清水煮开,放入泡好的糯米、银耳、大枣、龙眼,大火煮开后转小火煮制约 30 分钟;出锅前加入少许冰糖调味,待冰糖完全融化即可。

养生功效: 养血益气。

◆ 香菇皮蛋瘦肉粥

食材: 香菇 30g,皮蛋 1 个,里脊肉 50g,胡萝卜 30g,大米 100g,清水 1000mL,姜、小葱、盐、胡椒粉各适量。

制作方法: 香菇洗净切丁,皮蛋切丁,胡萝卜洗净去皮切丁,姜切片,小葱切成葱花备用;猪里脊切丁后加入料酒、姜腌制约 20 分钟;锅中加水,放入里脊丁,焯水后捞出,控干水分备用;砂锅中加入清水烧开,放入大米、香菇丁、胡萝卜丁、姜片,大火煮开后转小火煮制约 20 分钟;加入切好的皮蛋,小火煮制约 10 分钟;加入少许盐、胡椒粉调味;出锅前撒上葱花即可。

养生功效: 开胃祛火。

◆ 莲子茨实瘦肉粥

食材：莲子 30g，茨实 30g，里脊肉 50g，大米 100g，清水 1000mL，姜、料酒、盐、胡椒粉各适量。

制作方法：莲子提前泡发，茨实洗净备用；猪里脊切丁后加入料酒、姜腌制约 20 分钟；锅中加水，放入里脊丁，焯水后捞出，控干水分备用；砂锅中加入清水烧开，放入大米、莲子、茨实，大火煮开后转小火煮制约 20 分钟；加入里脊丁继续煮制约 10 分钟；出锅前加入盐、胡椒粉调味即可。

养生功效：健脾益肾。

◆ 腊八粥

食材：黑米 50g，百合 20g，红豆、绿豆、眉豆、黑豆、白扁豆、薏苡仁、花生、莲子、黑芝麻、枸杞子各 30g，大枣 5 枚，陈皮 1 瓣，清水 1500mL，红糖适量。

制作方法：将上述所有食材洗净，用清水泡软；锅中加入清水烧开，放入除枸杞子外的所有食材，大火煮开后转小火煮制约 1 小时；放入枸杞子搅拌均匀，继续煮制约 5 分钟，出锅前加入少许红糖调味即可。

养生功效：健脾养心。

◆ 猴菇鸡肉薏米粥

食材：鸡胸肉 100g，水发猴头菇 30g，薏苡仁 100g，高汤 200mL，清水 800mL，姜、料酒、葱花、胡椒粉、盐、芝麻油各适量。

制作方法：薏苡仁洗净，提前用水浸泡约 2 小时；猴头菇洗净切丝；鸡胸肉切片，加入盐、姜丝、料酒腌制 10 分钟备用；锅内加水烧开，倒入大米，水开后转小火煮 15 分钟；加入猴头菇丝、鸡胸肉片，小火煮约 10 分钟；加入盐、胡椒粉、芝麻油调味，出锅前撒入葱花即可。

养生功效：养胃益肾。

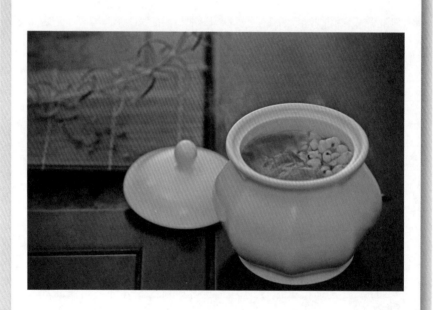

◆ 胡萝卜羊肉粥

食材：胡萝卜 100g，羊肉馅 50g，大米 100g，清水 1000mL，姜 10g，料酒、食用油、盐、胡椒粉各适量。

制作方法：胡萝卜洗净去皮切成末，姜切末备用；砂锅内加水烧开，倒入大米，水开后转小火煮 20 分钟；炒锅烧热放入少许油，倒入羊肉馅翻炒至变色，加入胡萝卜末、姜末和料酒继续翻炒约 2 分钟；将炒好的羊肉胡萝卜放入砂锅中，搅拌均匀，煮制约 5 分钟；出锅前加入少许盐和胡椒粉调味即可。

养生功效：温肾驱寒。

◆ 美龄粥

食材：粳米 100g，糯米 20g，黄豆 100g，山药 100g，大枣 3 枚，清水 1000mL，冰糖适量，干玫瑰花少许。

制作方法：黄豆、粳米和糯米清洗干净，分别用清水浸泡 1 小时左右；山药去皮切段，用清水浸泡洗去黏液；大枣去核切成小块；浸泡好的黄豆加清水放入破壁机中打成豆浆；打好的豆浆不需要过滤豆渣倒出晾凉；山药上锅蒸熟，蒸熟后将山药捣成泥；砂锅中加入清水烧开，放入泡好的粳米、糯米和大枣煮制约 30 分钟；加入山药泥，再倒入豆浆，放入少许冰糖，搅拌均匀，继续煮至粥开；打开锅盖边煮边搅拌，直至黏稠即可出锅。食用前撒上一些干玫瑰花。

养生功效：美容养颜。

◆ 海参粥

食材： 水发海参 1 只，大米 100g，清水 1000mL，葱、姜、盐各适量。

制作方法： 水发海参洗净切成小块，姜切末，葱切成葱花备用；砂锅内加水烧开，倒入切好的海参、大米和姜末，水开后转小火煮 30 分钟；出锅前加入适量盐调味，撒上葱花即可。

养生功效： 补肾益精。

3. 汤轩益胃

◆ 莲子芡实猪肚汤

食材： 莲子、怀山药各 50g，芡实、百合各 25g，猪肚 1 个，猪瘦肉 150g，食盐适量，生姜 3 片，清水 2500mL。

制作方法： 莲子去心，用清水浸泡片刻；各种药材分别洗净；猪肚内外洗净，用食盐反复揉擦，再用水冲干净；猪瘦肉洗净；猪肚与猪瘦肉一起放入沸水中，焯一下；所有主料与生姜一起放入汤锅内，加入清水，武火煲沸，后改为文火煲 2 小时，调入食盐即可。

养生功效： 补体调元，滋脾养胃。

◆ 鲜百合猪瘦肉炖海参

食材：鲜百合 50g，猪瘦肉 150g，海参 120g，猪油、姜汁酒、食盐各适量，清水 1500mL。

制作方法：百合洗净，用清水浸泡片刻；猪瘦肉洗干净，不用切；海参洗净，切段，用沸水烫一下；锅中放入猪油烧热，放入姜汁酒、食盐，放入海参段煨一下，捞出；把各种主料放入汤锅内，加入清水，隔水加热 3 小时，调入食盐即可。

养生功效：润燥消炎，滋阴养肤。

◆ 党参枸杞子黄鳝煲猪排骨

食材：党参 15g，枸杞子 12g，黄鳝 300g，猪脊骨 500g，大枣 4 个，食盐适量，生姜 3 片，清水 3000mL。

制作方法：诸药材洗净，用清水浸泡片刻；黄鳝宰杀后用食盐水冲洗，擦去黏液，切片；猪脊骨洗净，敲裂；大枣洗净，去核；所有主料与生姜一起放入汤锅内，加入清水，武火煲沸，后改为文火煲 2 小时，调入食盐即可。

养生功效：滋阴养血，强精补肾。

食材：花胶 75g，橄榄 12 个，海螺 2 只，猪瘦肉 150g，食用油、食盐各适量，生姜 3 片，清水 3000mL。

制作方法：花胶用清水泡发，锅中放入食用油，下花胶翻炒片刻，再洗净；橄榄对半切开；海螺去壳取肉，切去螺尾，用食盐擦去肉上黏液，洗净，切厚片，用热水烫一下；猪瘦肉洗净，切块；所有主料与生姜一起放入汤锅内，加入清水；隔水炖煮 3 小时，饮用时加入食盐即可。

养生功效：滋阴润肺，润燥补益。

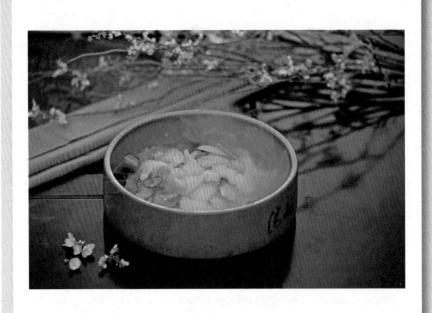

◆ 栗子冬菇炖鸡

食材：母鸡1只，栗子肉100g，冬菇50g，食盐适量，生姜3片，清水2500mL。

制作方法：栗子肉洗净；冬菇洗净，去蒂；母鸡洗净，去内脏、爪甲和尾部，切块；将所有主料与生姜一同放入汤锅，加入清水，加盖隔水炖煮3小时，进饮时调入食盐即可。

养生功效：滋肾补益，健脾养胃。

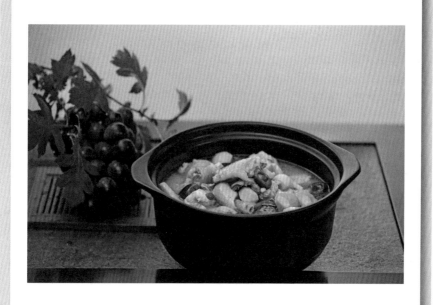

◆ 芎归炖乳鸽

食材：川芎 8g，当归 10g，熟地黄 8g，大枣 8 个，乳鸽 1 只，红糖适量，生姜 3 片，清水 500mL。

制作方法：诸药材清水浸泡片刻，洗净；乳鸽宰杀后洗净，去头和内脏；大枣去核，放入乳鸽内腔里；所有主料与生姜一起放入汤锅内，加入清水；隔水炖煮 2.5 小时，饮用时加入红糖即可。

养生功效：温经活血，补气养血。

◆ 黄精炖猪瘦肉

食材：黄精 30 ～ 60g，猪瘦肉 120g，食盐适量，生姜 3 片，清水 1500mL。

制作方法：黄精洗净，用清水浸泡片刻；猪瘦肉洗净，切块；所有主料与生姜一起放入汤锅内，加入清水，加盖隔水炖 3 小时，弃药渣，调入食盐即可。

养生功效：补中益气，润心益肺。

◆ 锁阳菟丝子炖老鸽

食材： 锁阳 12g，菟丝子、枸杞子、肉苁蓉各 9g，老鸽 1
只，猪瘦肉 100g，食盐适量，生姜 3 片，清水 1000mL。

制作方法： 各药材清水浸泡片刻，洗净；老鸽宰杀后洗净，
去头和内脏；猪瘦肉洗净，切块；所有主料与生姜一起放入汤锅
内，加入清水；隔水炖煮 2.5 小时，饮用时加入食盐即可。

养生功效： 养肝补肾，强腰壮膝。

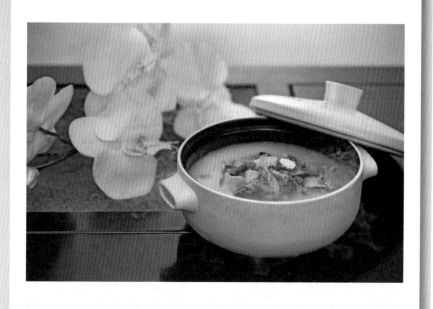

◆ 花胶生姜煲牛尾

食材：花胶 80g，牛尾 1 条，食用油、食盐、黄酒各适量，生姜 6 片，清水 3000mL。

制作方法：花胶用清水泡发，锅中放入食用油，下花胶翻炒片刻，再洗净，切段；牛尾处理干净，置于沸水中，下入生姜与黄酒，煮片刻后捞出，洗净，切段；把牛尾段放入汤锅内，加入清水，武火煲沸，后改为文火煲 40 分钟，放入花胶段，再煲 40 分钟，调入黄酒和食盐即可。

养生功效：益肾补血，强腰壮膝。

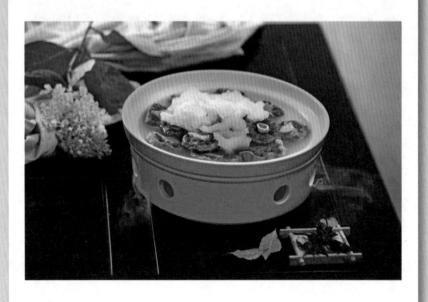

◆ 熟附子煲羊肉

食材：熟附子 3 ~ 6g，羊肉 200 ~ 300g，食盐适量，生姜 4 片，清水 3000mL。

制作方法：熟附子洗净；羊肉洗净，切块，用水焯一下；所有主料与生姜一起放入汤锅内，加入清水，武火煲沸，后改为文火煲 2 小时，去熟附子，调入食盐即可。

养生功效：祛寒补肾，养肝补肾。

4. 茶点留香

◆ 核桃豌豆泥

食材：核桃仁 300g，鲜豌豆 200g，藕粉 100g，菜籽油、白砂糖各适量。

制作方法：将核桃仁浸泡到开水里 10 分钟，剥去核桃仁皮，用温热菜籽油炸透，捞出沥干油分，待冷却后研成细末，备用；将豌豆放入清水中，煮烂，捞出沥干水分，待冷却后去除皮渣，用料理机搅拌成糊状，备用；将藕粉放入碗中，倒入少量清水调成稀糊，备用；在锅中倒入适量清水煮沸，加入豌豆泥及适量白砂糖搅匀，再次煮沸后缓慢倒入藕粉糊，边倒边搅拌，拌匀后关火，在上面均匀撒上核桃仁末，即可食用。

养生功效：补肾益智，养血通便。

◆ 八珍糕

食材：西洋参 15g，茯苓、芡实、莲子、薏苡仁、白扁豆、山药、藕粉各 50g，白砂糖适量。

制作方法：将西洋参、茯苓、芡实、莲子、薏苡仁、白扁豆、山药焙干，加入藕粉、适量白砂糖和清水，调匀，做成软糕状，上笼屉，用大火蒸 20 分钟，切块装盘，即可食用。

养生功效：补肾健脾，利水除湿。

◆ 黄花菜肉包

食材：干黄花菜 250g，猪肉 200g，鸡蛋 3 个，面粉 300g，酵母粉、盐、鸡精、白砂糖、白胡椒粉、菜籽油、高汤各适量。

制作方法：干黄花菜用清水浸泡 30 分钟后，将水倒掉，继续加清水浸泡 2 小时，捞出，沥干水分，去除顶部硬梗和杂质，剁碎，备用；猪肉洗净，剁馅，用大火炒熟，备用；取 1 个鸡蛋，用清水煮熟后，切丁备用；剩余 2 个鸡蛋打散成蛋液，备用；将面粉搅拌均匀，依次加入适量酵母粉、温水、糖、菜籽油、蛋液，和面成团，室温下放置 1 小时，待其发酵后，搓成长条，切成多个小剂子，擀成面皮，备用；将黄花菜、肉馅、鸡蛋丁、盐、白胡椒粉、鸡精、高汤搅拌均匀，制成黄花菜肉馅；用面皮包入黄花菜肉馅，做成包子，上笼屉，大火蒸 20 分钟，即可食用。

养生功效：益气补虚，宽胸理气。

◆ 二参汤圆

食材：人参 10g，党参 20g，黑芝麻 50g，面粉 30g，糯米粉 500g，玫瑰蜜、樱桃蜜、白砂糖、猪油各适量。

制作方法：将人参、党参焙干，研成细粉，备用；面粉用干锅炒黄，备用；黑芝麻用干锅炒香，捣碎，备用；将人参粉、党参粉、黑芝麻碎、玫瑰蜜、樱桃蜜、白砂糖、猪油、炒面搅拌均匀制成馅料；将糯米粉加适量清水，揉成面团，搓成长条后切出剂子，捏成小酒杯状，包入馅料做成汤圆，入沸水中煮熟，即可食用。

养生功效：补中益气，养心安神。

◆ 养胃红枣盒

食材：大枣 14 个，枸杞子 5g，糯米粉 100g。

制作方法：糯米粉中加入适量清水，搅拌均匀，和面成团，将面团分成多个小剂子；大枣洗净，去核，将糯米粉小剂子添加进大枣中，并放入枸杞子，压实，上笼屉，大火蒸 5 分钟，装盘，上点缀枸杞子，即可食用。

养生功效：益气补血，和中养胃。

◆ 香糖薯泥

食材：红薯 500g，芝麻 20g，猪油、冰糖末、白砂糖各适量。

制作方法：红薯洗净，放入蒸锅中蒸 20 分钟，取出后去皮，用料理机搅拌成红薯泥，备用；将芝麻放入炒锅中，小火炒香后，碾碎，加入冰糖末，拌匀，调成芝麻冰糖末备用；将适量猪油放入炒锅中，烧至七分热，放入红薯泥，炒干水分，炒成红薯沙后装盘，撒上芝麻、冰糖末，即可食用。

养生功效：健脾养血。

◆ 人参扁豆糕

食材：人参、白术、桔梗、陈皮、甘草、山药、炒白扁豆各 10g，砂仁 6g，茯苓、莲子、薏苡仁各 20g，大枣 8 颗，面粉 200g，酵母粉、白砂糖各适量。

制作方法：将人参、白术、桔梗、陈皮、甘草、山药、炒白扁豆、砂仁、茯苓、莲子、薏苡仁焙干，碾成粉末备用；大枣洗净，去核，切成瓣状，备用；将以上诸材料加入面粉中，搅拌均匀后，加适量清水、酵母粉，和成面团，等待 60 分钟左右，待面团发酵后，加面碱终止发酵；将发酵好的面团切成见方的糕状，上蒸屉，大火蒸 15 分钟，即可食用。

养生功效：温中健脾。

◆ 生姜萝卜馅饼

食材： 白萝卜300g，猪肉200g，面粉500g，葱、姜、盐、菜籽油各适量。

制作方法： 将白萝卜洗净，去皮，切成细丝，备用；猪肉洗净，剁碎成馅，备用；葱、姜洗净，切成碎末，备用；将菜籽油烧至七成热后，放入白萝卜丝煸炒至五分熟，捞出控干油分；将白萝卜丝、猪肉馅、葱姜末、盐搅拌均匀，制作成猪肉萝卜馅；在面粉中倒入适量清水，搅匀，揉成面团，搓成长条后切出剂子，擀成圆薄皮，包入猪肉萝卜馅，制作成夹心小饼，小火烙熟，即可食用。

养生功效： 健脾开胃，宽胸消滞。

◆ 枣泥核桃酥

食材： 大枣100g，核桃仁30g，山药30g，面粉200g，菜籽油、猪油各适量。

制作方法： 大枣洗净，去皮、核，备用；山药去皮煮熟，备用；核桃仁切粒，备用；将大枣、山药加入料理机中，搅拌成泥后，均匀拌入核桃仁粒，做成枣泥核桃馅；取100g面粉同猪油一起搅拌均匀，做成干油酥；将剩余面粉、猪油加适量清水和成油面团；将干油酥包入油面团内卷成桶状后，切成面胚，擀成圆皮后包入枣泥核桃馅，制作成饼胚后，备用；将菜籽油烧至七成热后，把饼胚放入，炸熟，装盘，即可食用。

养生功效： 健脾养血，补肾益智。

◆ 枣柿饼

食材：山茱萸 30g，柿饼 50g，大枣 30g，面粉 200g，白砂糖、菜籽油各适量。

制作方法：大枣洗净，去核，备用；柿饼去蒂，洗净，备用；山茱萸洗净，备用；将大枣、柿饼及山茱萸放入料理机中，搅拌成泥；面粉、大枣、柿饼及山茱萸泥加适量清水和白砂糖，拌匀，揉成面团，搓成长条后切出剂子，擀成小圆饼生胚；将菜籽油烧至七成热后，下入小圆饼，烙至两面成金黄色，即可食用。

养生功效：补中益气，养肝健脾。

5. 饮斋生津

◆ 养生热饮牛蒡茶

食材：新鲜牛蒡 100g，纯天然矿泉水 1000mL。

制作方法：先用刷子将新鲜牛蒡外皮刷洗干净，沥干水分后切薄片备用；锅中倒入 1000mL 的水，再将切片好的牛蒡放入，以中火煮至滚沸，之后再改小火熬煮约 30 分钟后即可饮用。

养生功效：健脾胃，补肾壮阳。

◆ 热香料红酒

食材：红酒 500mL，橘子 2 个（100g），苹果 100g，肉桂 30g，生姜片 3 片，公丁香 20g，肉豆蔻 10g，绿豆蔻 10g，八角 2 颗，众香子 30g，黑糖 50g。

制作方法：肉豆蔻用塑胶袋包起，用铁锤敲成大块；苹果切薄片或切丁；橘子一个切片，一个取表面橘皮丝，之后把皮剥除，挤出果汁备用；准备一大锅，橘片、苹果加些糖先炒一下，加入整瓶红酒、橘子汁，以中火续煮，加入香料们盖上锅盖，煮到要沸腾的时候转成小火，加入橘皮丝，维持这状态焖煮 15 分钟，即可饮用。

养生功效：温中，增强抵抗力。

◆ 仙灵木瓜茶

食材：淫羊藿 15g，川木瓜 12g，甘草 9g。

制作方法：上三味加入适量煎汁，或将上三味制粗末，装入热水瓶内，开水泡透代茶饮用，每日 1 次，不拘时温服。

养生功效：祛风除湿，舒筋活络。

◆ 红枣米润豆浆

食材: 黄豆 30g,糯米 50g,去了枣核的大枣 10 枚,纯净水 1000mL。

制作方法: 把糯米、大枣都用清水洗干净,然后在做豆浆的前一天夜里,把黄豆、糯米和大枣都用清水先浸泡一晚上;第 2 天把浸泡好的黄豆、糯米和大枣一起放到豆浆机里绞汁,把豆浆从豆浆机里倒进杯子里,然后根据个人的口味,可以在里面放上一些白砂糖。

养生功效: 补钙养血养胃。

◆ 一味薯蓣饮

食材: 鲜山药 100g,白糖少许。

制作方法: 将鲜山药洗净、去皮,切成薄片,加水用武火烧沸后转文火煮约 40 分钟,取汁;待汁稍凉,加白糖调味;温热代茶饮,每日 2 次,早晚温服。

养生功效: 益气健脾。

◆ 肉桂红糖苹果饮

食材：苹果 200g，肉桂粉 5g，红糖适量。

制作方法：取一个小锅，加适量清水，放入肉桂粉煮出香气，倒入红糖煮 5 分钟；煮肉桂红糖水的时候，将苹果去皮切成小丁；最后把苹果丁放入肉桂红糖水中再煮 5 分钟即可。

养生功效：补火助阳。

◆ 核桃豆奶芝麻饮

食材：大米 60，黄豆 50g，核桃仁、白芝麻各 30g，牛奶 300mL，白糖适量。

制作方法：将黄豆浸水泡 1 日，浸胀后待研；大米用水浸 1 小时，与核桃仁、白芝麻、泡好的黄豆拌匀，加入牛奶、清水，倒入小磨里磨出浆，过滤入锅煮沸，加白糖少许，即可服用。不拘时，适时饮之。

养生功效：补虚损，补血润肺。

◆ 丁香龙眼肉饮

食材：龙眼肉 50g，丁香 10g，白糖 2 匙。

制作方法：将龙眼肉、丁香洗净，放入锅中，加清水 500mL，武火煮开 5 分钟，改用文火煮 30 分钟，去丁香，分次饮用。

养生功效：壮阳益气，行气止痛。

◆ 香柚葡萄汁

食材：葡萄 150g，橙子 200g，苹果 150g。

制作方法：将葡萄洗净，去梗；橙子切开两半，挤汁；苹果去核，切小块，备用；所有材料加入适量白开水，一起放果汁机打均匀。

养生功效：滋养强身，舒缓抑郁，延缓衰老，消除疲劳。

◆ 枸杞罗汉果饮

食材：枸杞子 5g，罗汉果 20g。

制作方法：将罗汉果洗净，掰成碎片，与枸杞子煮取汁液，代茶饮；或将罗汉果片、枸杞子放入瓷杯中，以沸水冲泡，浸 15 ～ 20 分钟后即可饮服，代茶频饮。

养生功效：清肺祛火，润喉止咳。

6. 果亭寻芳

甘蔗

甘蔗又名薯蔗、糖蔗、干蔗、糖梗等，是水果中唯一的茎用水果，也是含纤维较多的一种水果。甘蔗含糖量高，浆汁甘甜清润，味甘，性寒，归肺、胃经。甘蔗具有清热润燥、生津止渴、和胃止呕、和中益气的功效，适用于高热烦渴、津液不足、肺燥咳嗽、大便燥结、消化不良、反胃呕吐等病症。甘蔗汁有"天生复脉汤"的美誉，最适合热性病患者饮用。

榴莲

榴莲又名麝香猫果、山韶子、流连等，果肉气味芳香浓烈。不爱吃榴莲的人会认为它的味道很臭，但榴莲初尝有异味，续食绵软味甜，耐人寻味。榴莲味甘，性热，归肝、肾、肺经，具有活血散寒、滋阴强壮、补肾壮阳、疏风清热、利胆退黄、杀虫止痒等功效，适用于精血亏虚、须发早白、产后虚寒、风热、黄疸、疥癣、皮肤瘙痒等病症。

百香果

百香果又名洋石榴、鸡蛋果、紫果西番莲，果实内有黄色果汁和黑色种子，酸甜可口，芳香宜人，可鲜食或加工成果汁、果露等食用，味甘、酸，性平。百香果有消炎止痛、滋阴补肾、降脂降压、提神醒酒、养颜润肤的功效。

大枣

大枣又名干枣、美枣、良枣、红枣、枣子等。大枣果肉肥厚，果味清香，营养丰富，味甘，性平，归脾、胃、心经。大枣具有补中益气、补脾和胃、养血安神、止咳等功效，适用于失眠、肝病、贫血、心血管病、高血压等。中医常用大枣调和诸药，民间有"一日三枣，长生不老"之说。

橘子

橘子又名桔子，是秋冬常见的美味佳果，酸甜可口，营养丰富，深受人们喜爱。橘子味甘、酸，性微温，归肺、胃经，具有健脾开胃、理气润肺、止渴醒酒的功效，适用于呕逆食少、口中干渴、肺热咳嗽、胸膈结气、饮酒过度、高血压、冠心病等病症。

核桃

核桃又名山核桃、胡桃、羌桃、万岁子、长寿果等，为四大干果之一，口感香脆，是营养丰富的滋补珍品。核桃仁味甘，性温，归肺、肾、大肠经，具有补肾固精、温肺平喘、润肠通便、益智补脑等功效，适用于肺虚咳喘、肾虚腰痛、阳痿、遗精、便秘、动脉硬化等病症。脑力劳动者与青少年宜食。

葵花子

葵花子又名向日葵子、天葵子、葵瓜子、迎阳花等，含有丰富的植物油脂、麻油酸、胡萝卜素、微量元素、钾、磷、镁等，营养丰富，深受人们喜爱。葵花子具有补血安神、降血脂、安定情绪等功效，适用于心脑血管疾病、贫血、动脉粥样硬化、失眠、高血压等病症。

板栗

板栗又名栗子、栗果、毛栗、风栗、大栗等，口感浓香绵糯，有"干果之王"的美称，炒、蒸、煮或烹饪做菜都可食用，"糖炒栗子"更是名闻四方。板栗味甘，性温，归脾、胃、肾经，具有健脾养胃、补肝益肾、强筋健骨、活血止血、消炎消肿的功效，适用于腰膝酸软、反胃、慢性腹泻等病症。板栗生食还有止血消肿的功效，适用于吐血、便血、衄血等。

附：冬季常用食材成分表（表4）

表4 冬季常用食材成分表

食材	能量（kcal/100J）	营养成分
白菜	21	碳水化合物、维生素A、维生素C、钙、钠
猪肚	110	蛋白质、脂肪、钙、胆固醇、钠
冬笋	42	膳食纤维、碳水化合物、维生素A、钙、钠
羊肉	203	蛋白质、维生素A、胆固醇、脂肪、钠
鲤鱼	109	蛋白质、脂肪、胆固醇、维生素A、钠、钙
海参	78	蛋白质、维生素E、钙、胆固醇、钠
西兰花	27	维生素A、钙、维生素C、蛋白质、碳水化合物
皮蛋	171	钠、维生素A、钙、蛋白质、碳水化合物
黄鳝	89	蛋白质、维生素A、钙、胆固醇、钠
海螺	130	蛋白质、维生素E、钙、胆固醇、钠
牛尾	308	蛋白质、胆固醇、脂肪
豌豆	111	蛋白质、脂肪、碳水化合物、膳食纤维、维生素A、维生素B_1、维生素B_2、烟酸、维生素E、钠、钙、铁
白扁豆	257	蛋白质、脂肪、碳水化合物、膳食纤维、维生素B_1、维生素B_2、烟酸、维生素E、钠、钙、铁
黄花菜	199	蛋白质、脂肪、碳水化合物
高汤	157	蛋白质、脂肪、碳水化合物、膳食纤维
人参	322	蛋白质、脂肪、碳水化合物、膳食纤维、维生素B_1、维生素B_2、烟酸、叶酸、泛酸、铁、钙、钾、锌、维生素C
糯米粉	350	蛋白质、脂肪、碳水化合物
玫瑰蜜	305	蛋白质、脂肪、碳水化合物、维生素B_2、烟酸、钠、钙、铁、维生素C
樱桃蜜	321	蛋白质、脂肪、碳水化合物

食材	能量（kcal/100J）	营养成分
猪油	897	脂肪、碳水化合物、维生素 A、维生素 B₁、维生素 B₂、维生素 E
甘草	280	蛋白质、脂肪、碳水化合物、膳食纤维、维生素 B₁、烟酸、维生素 E、钠、钙、铁、维生素 C
山茱萸	283	蛋白质、脂肪、碳水化合物、膳食纤维、维生素 A、维生素 B₁、维生素 B₂、烟酸、钠、钙、铁
柿饼	250	蛋白质、脂肪、碳水化合物、膳食纤维、维生素 A、维生素 B₁、烟酸、维生素 E、钠、钙、铁
白芝麻	536	钙、脂肪、钠、维生素 E、蛋白质、碳水化合物
龙眼肉	71	钙、蛋白质、碳水化合物、钠、维生素 C
榴莲	159	蛋白质、脂肪、碳水化合物、膳食纤维、维生素 C
百香果	97	碳水化合物、脂肪、蛋白质、膳食纤维、维生素 C
橘子汁	119	碳水化合物、钠、钙、维生素 C、维生素 A
葵花子（炒）	600	脂肪、维生素 E、钙、蛋白质、碳水化合物

国医 四季养生福祉药膳

第四章

四季养生撷英套餐

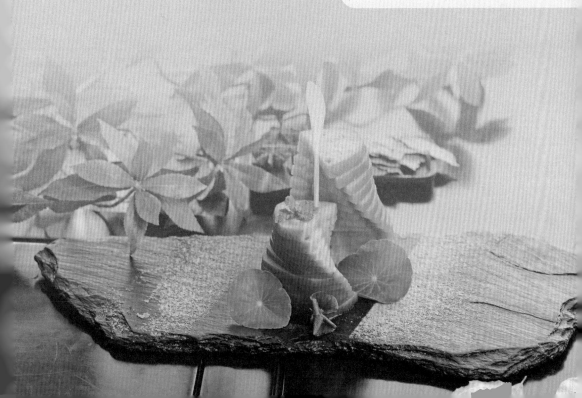

配餐原则：寒热互补，淡浊相应，脏腑互用，升降相宜，五色相生。

套餐功效：五脏相生延寿，五色相生悦情，五志相生纳福，五味相生怡性。

一、春季生荣发华宴

1. 春季佳肴美馔礼赞

春江晚景

［宋］苏轼

竹外桃花三两枝，春江水暖鸭先知。

蒌蒿满地芦芽短，正是河豚欲上时。

【发挥】春季为万物生发的季节。芫荽、韭菜的辛温发散之性有利于肝气的升发、疏散；山药、春笋可滋养脾胃之气；鹅肉、鸽肉等优质蛋白可增强机体抵抗力，保养阳气，提升机体正气；萝卜性凉，能消积滞下气；丝瓜清凉、利尿、活血、通经；南瓜甘，温补中益气。上者合而为用，寒热互补，升降相宜。

【功效】热量适中，荤素合理，宣肺疏肝，温养脾胃，适于春季养生。

2. 佳肴美馔套餐

热菜：芫荽爆里脊、豆豉双椒炒鹅肉、韭菜春笋炒蚌肉、春笋蘑菇鲫鱼汤、清炖双鸽。

冷盘：凉拌鱼腥草、凉拌莴笋丝。

甜点：二仁南瓜团。

主食：山药白萝卜饼、香菇鸡肉粥。

饮品：丝瓜香橙露。

果盘：木瓜、菠萝、樱桃。

二、夏季蕃秀呈英宴

1. 夏季佳肴美馔礼赞

夏时田园杂兴

[宋] 范成大

梅子金黄杏子肥，麦花雪白菜花稀。

日长篱落无人过，唯有蜻蜓蛱蝶飞。

【发挥】夏季为万物繁盛的季节，天气炎热。西瓜甘寒、清淡，可预防中暑；薏苡仁可祛暑湿之气；苦瓜、黄瓜、菠菜、芹菜、芦根、荷叶可解热祛暑，醒脑提神，消除疲劳；海蜇有清热解毒、化痰软坚、降压消肿之功效；百合补养肺肾之阴；鸡肉、鲍鱼、虾仁、莲子、荔枝淡浊相应，为清补之品，清火养阴，行开胃增食、健脾助运、平衡阴阳之功。

【功效】清淡爽口，健脾益气，清热解暑，降火养阴，适于夏季养生。

2. 佳肴美馔套餐

热菜：四果炖鸡汤、莲子百合鲍鱼汤、三参保心汤、荷瓜肉、虾仁炒黄瓜、八宝菠菜。

冷盘：凉拌芹菜蜇皮。

甜点：糯米藕圆子。

主食：玫瑰红枣糕、菱角薏米粥。

饮品：芦根冰糖饮。

果盘：芒果、荔枝、西瓜。

三、秋季容平聚实宴

1. 秋季佳肴美馔礼赞

山居秋暝

[唐] 王维

空山新雨后，天气晚来秋。

明月松间照，清泉石上流。

竹喧归浣女，莲动下渔舟。

随意春芳歇，王孙自可留。

【发挥】秋季为炎夏走向寒冬的过渡季节，天气以干燥为主，是人体适宜进补的季节。百合味甘、微苦，性平补肺，可以润肺止咳，清心安神；杏仁可润肺滑肠、补肺镇咳等；藕、土豆、萝卜、山药、枸杞子、豆腐具有滋阴润燥、养肺平补之功效；莲子、龙眼、黑芝麻、梨、猕猴桃等补而不燥；西洋参、沙参、芡实、天冬、麦冬、胡麻仁、干地黄以滋润为主。

【功效】滋补搭配，荤素合理，润肺平肝，适于秋季养生。

2. 佳肴美馔套餐

热菜：苍术云苓炖猪肝、芡实煲老鸭、枸杞肉丝、五彩蒸鱼、佛手排骨、百冬灌藕、参麦鱿鱼。

甜点：杏仁豆腐。

主食：荞麦菜卷、腐皮白果粥。

饮品：鸭梨西米露。

果盘：猕猴桃、哈密瓜、无花果。

四、冬季典藏守阳宴

1. 冬季佳肴美馔礼赞

冬日田园杂兴

［宋］范成大

放船闲看雪山晴，风定奇寒晚更凝。

坐听一篙珠玉碎，不知湖面已成冰。

【发挥】冬季是匿藏精气的季节，气候寒冷，寒气凝滞收引，易导致人体气机、血运不畅。羊肉有补肾壮阳、温补气血、开胃健脾的功效，既能抵御风寒，又可助于身体免疫力；鸡肉可温中益气，补精填髓，益五脏，补虚损；核桃性温、味甘，有健胃、补血、润肺、养神等功效；龙眼、大枣、海参、黄芪、鱼等均有补肾祛寒、补肾助阳的作用。

【功效】以温补滋养为主，荤素适中，膳食营养丰富，适于冬季养生。

2. 佳肴美馔套餐

热菜：鲜百合猪瘦肉炖海参、栗子冬菇炖鸡、熟附子煲羊肉、花胶生姜煲牛尾、白菜丸子、干烧冬笋、参芪烧活鱼。

甜点：香糖薯泥。

主食：生姜萝卜馅饼、桂圆红枣银耳粥。

饮品：养生热饮牛蒡茶。

干果盘：核桃、葵花子、板栗。